DIREKTE BLUTDRUCKMESSUNG BEIM MENSCHEN

METHODEN UND ERGEBNISSE IM KÖRPER- UND LUNGENKREISLAUF

VON

A. BÜHLMANN

MIT 56 ABBILDUNGEN

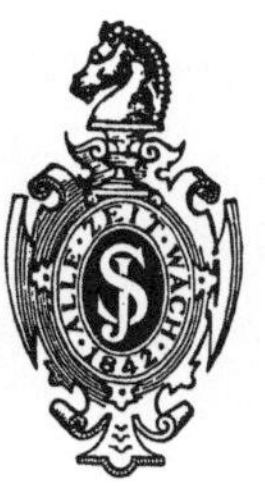

SPRINGER-VERLAG

BERLIN · GÖTTINGEN · HEIDELBERG

1958

ISBN-13: 978-3-540-02254-1   e-ISBN-13: 978-3-642-86425-4
DOI: 10.1007/978-3-642-86425-4

Einleitung

Einige historische Hinweise über die direkte Blutdruckmessung sollen diese Arbeit einleiten. Die Messung des Druckes im Körperkreislauf des Menschen erfolgt auch heute zur Hauptsache nach der von VON RECKLINGHAUSEN und RIVA-ROCCI angegebenen und verbesserten indirekten Methode mit Staumanschette und Gefäßauskultation. Die direkte Druckmessung spielte in der Medizin während langer Zeit nur für die Bestimmung des peripheren Venendruckes eine gewisse Rolle. Dabei wurden die für die Tricuspidalstenose und -insuffizienz typischen formalen Druckabläufe bereits erfaßt und beschrieben. Die direkte Messung des arteriellen und des intrakardialen Druckes war bis vor wenigen Jahren die Domäne der Physiologen, wobei es sich immer um Messungen am Tier handelte. Die Fortschritte und Irrtümer sowie Kontroversen sind eng mit der angewandten Methodik, insbesondere mit der Verbesserung der Manometer verknüpft. POISEUILLE (1828) verwendete ein U-förmiges Quecksilbermanometer, das von LUDWIG (1847) verbessert und mit einem Schwimmer ausgestattet erstmals eine Registrierung des Blutdruckes ermöglichte. Entsprechend der Trägheit dieses Systemes konnten die Druckamplituden nur zum kleinsten Teil erfaßt und zur Hauptsache nur ein dem Mitteldruck entsprechender Wert registriert werden. Zwei französische Physiologen, CHAUVEAU und MAREY (1863), haben wohl als erste in der Aorta und im linken Ventrikel unter Verwendung eines ganz primitiven Systems den Druck gemessen, indem sie einen Gummiballon an einem etwa 60 cm langen mit Luft gefüllten Metallrohr bei Pferden durch die Art. carotis in den linken Ventrikel einführten. Mit einem doppelläufigen System bestimmten sie bereits simultan den Druck im linken Ventrikel und in der Aorta. Es handelte sich somit um Manometer mit Luftübertragung. Wegen Eichschwierigkeiten war die exakte Angabe des Druckes und die einer allfälligen Druckdifferenz zwischen Aorta und linkem Ventrikel nicht möglich, andererseits war mit dieser Methode erstmals der formale Druckablauf im linken Ventrikel, in der Aorta und auch im rechten Vorhof registriert und beschrieben worden. Dieser formale Druckablauf in der Herzkammer wurde dann 30 Jahre später zum Mittelpunkt der Diskussion. VON FREY und KREHL (1890) behaupteten, daß die Druckkurve im Ventrikel nicht die von CHAUVEAU und MAREY beschriebene Plateauform habe, sondern gipfelförmig verlaufe. FRÉDÉRICQ (1893) hingegen bestätigte mit einem anderen Manometersystem die Plateauform. FRANK und PETTER (1910) konstruierten ein sehr empfindliches, flüssigkeitsgefülltes Federmanometer, mit dem auch sehr frequente Vorgänge wie Klappenschlußzacken erfaßt und registriert werden konnten. GARTEN (1920) benutzte bereits ein Manometer mit elektrischer Transmission. Trotz der viel besseren Manometer blieb die Frage, welche Form des Druckablaufes im Ventrikel die richtige ist, nicht vollständig beantwortet, wenn sich auch die meisten Autoren für die Plateauform aussprachen. Der Druckablauf in der Aorta wurde insbesondere von FRANK eingehend studiert, wobei die Ergebnisse späterer Autoren keine wesentliche Änderung brachten. Unentschieden blieb die Frage der Druckdifferenz zwischen Ventrikel und Aorta. Eine Gruppe von Autoren fanden im Ventrikel einen höheren Druck, die anderen in der Aorta. WIGGERS (1928) stellte annähernd gleiche Druckwerte fest, was von GREGG u. Mitarb. (1941) bestätigt wurde. Die Klärung dieser Frage hat retrospectiv für die

Druckmessung beim Menschen große prinzipielle Bedeutung, hatten doch HAMILTON u. Mitarb. (1935) in der Nähe der Herzspitze bis zu 100 mm Hg höhere Druckwerte als in der Ausflußbahn und in der Aorta gemessen, was schließlich mit einer ungenügenden Technik erklärt werden konnte. Hinsichtlich des Druckablaufes in den Vorhöfen ergaben sich weniger Diskussionen und Kontroversen. Die von FRÉDÉRICQ (1887), FRANÇOIS-FRANK (1891), LEFÈVRE (1884) registrierten Kurven stimmen praktisch mit denen späterer Autoren überein. Danach ergeben Vorhofkontraktion und Beginn der Kammerkontraktion mit Schluß der Atrioventrikularklappen je eine positive Welle. Während der Kammersystole entsteht im Zusammenhang mit der Herzbewegung eine negative Welle und schließlich steigt der Druck mit der Füllung der Vorhöfe wieder leicht an. In neuerer Zeit haben seitens der Physiologen insbesondere A. MÜLLER u. Mitarb. unter Verwendung optimaler Manometer und verschiedener Kanülentypen den Druckablauf in den Vorhöfen, im linken Ventrikel und in der Aorta beim Hund studiert. Nach diesen Untersuchungen ist der Druckablauf in den Herzkammern „glockenförmig", wobei der obere Teil einen oder zwei Gipfel oder auch ein Plateau aufweisen kann. Der Druckablauf in der Aorta stimmt vom eigentlichen systolischen Druckanstieg bis zum Klappenschluß weitgehend qualitativ und quantitativ mit geringen Abweichungen mit dem gleichzeitigen Kammerdruck überein. Die Ergebnisse dieser Untersuchungen beeinflussen auch grundlegend die vorliegende Arbeit, wobei ich besonders dem früheren Mitarbeiter von Herrn Prof. A. MÜLLER, Herrn Dr. PIRCHER für seine Anregungen dankbar bin. Die Untersuchungen der Physiologen betrafen Tierversuche, wobei Narkose und eventuelle Eröffnung des Thorax für die Druckmessung zusätzliche Probleme schufen. Mit der routinemäßigen Einführung des Herzkatheterismus beim Menschen durch COURNAND, RANGES und RICHARDS (1941) wurde die direkte intrakardiale Druckmessung und die Konstruktion entsprechender in der Klinik brauchbarer Apparaturen und Manometer auch für den Menschen aktuell. Da eine Narkose und eine Thoraxeröffnung überflüssig sind und zudem auch Arbeitsversuche durchgeführt werden können, ergaben sich in dieser Beziehung viel bessere Voraussetzungen als bei Tierversuchen. Anfänglich handelte es sich vor allem um Messungen im Lungenkreislauf, z. B. bei angeborenen Herzfehlern wie Pulmonalstenosen, und die indirekte Messung des Druckes im linken Vorhof mittels des „Lungencapillardruckes" bei Mitralvitien. Da beim Herzkatheterismus für die Bestimmung des Herzminutenvolumens die arteriellen Blutgase untersucht werden müssen, was eine Arterienpunktion voraussetzt, ergab sich bei Verwendung von geeigneten Arterienkanülen von selbst die Möglichkeit der Messung und Registrierung des Druckes im Körperkreislauf.

In der Medizinischen Universitätspoliklinik Zürich wurde beim Herzkatheterismus seit 1953 der Druck in der Art. pulmonalis und in der Art. brachialis oder femoralis wenn immer möglich simultan registriert. Dazu kamen in den letzten Jahren zunehmend mehr Messungen im Körperkreislauf allein ohne gleichzeitigen Herzkatheterismus. Bis Ende 1957 umfaßte das Material mehr als 500 Messungen im Lungen- und Körperkreislauf, die in dieser Arbeit verwertet werden. Die Vielseitigkeit des Materials beruht zur Hauptsache auf dem großen Krankengut der Medizinischen Universitätspoliklinik, aber auch auf dem interessevollen Entgegenkommen anderer Kliniken. Insbesondere bin ich den Herren Prof. GROB, Dr. BETTEX, Prof. SPÜHLER und Prof. HEGGLIN für die Überweisung von Patienten mit interessanten Befunden zu Dank verpflichtet. Dank der Weitsicht und des Interesses meines Lehrers Prof. P. H. ROSSIER wurde der Herzkatheterismus schon kurz nach Beendigung des 2. Weltkrieges als Routinemethode in der Medizinischen Universitätspoliklinik Zürich eingeführt, was die Ansammlung eines entsprechend umfangreichen und vielseitigen Materials ermöglichte. Die damit zusammenhängenden notwendigen Einrichtungen wurden von Herrn Prof. Rossier immer großzügig begünstigt. Schließlich wurde uns auch mit der Unterstützung des Schweizerischen Nationalfonds für wissenschaftliche Forschung und der Gertrud Ruegg-Stiftung Zürich der Ausbau des Laboratoriums mit modernsten Apparaturen ermöglicht. Damit ergaben sich für mich und alle interessierten Mitarbeiter, von denen ich insbesondere die Herren Dr. Schaub, Luchsinger und Behn erwähnen möchte, sehr günstige Arbeitsbedingungen. Die enge personelle und organisatorische Kombination mit dem bereits früher ausgebauten Laboratorium für Lungenfunktionsprüfung an der Medizinischen Universitätspoliklinik Zürich erwies sich als sehr fruchtbar. Insbesondere das Studium der verschiedenen Formen der pulmonalen Hypertonie und des chronischen Cor pulmonale setzt Kenntnisse der Physiologie und Pathophysiologie der Atmung wie auch der Hämodynamik und Kardiologie voraus. Seit 1958 wurden nach Verlegung des Laboratoriums diese Untersuchungen in der Medizinischen Universitätsklinik Zürich fortgesetzt.

Mit dieser Arbeit ist nicht eine erschöpfende Beschreibung aller mit der Druckmessung zusammenhängenden und erfaßbaren Faktoren des menschlichen Kreislaufes beabsichtigt. Es handelt sich vielmehr um die Zusammenstellung der diesbezüglich wichtigsten Befunde bei einem vielseitigen Krankengut und der für die Druckmessung und hämodynamischen Überlegungen sowie Berechnungen wesentlichen physikalischen und physiologischen Grundlagen. Das Entgegenkommen des Verlages ermöglichte die Ausstattung mit zahlreichen Abbildungen, was dieser Arbeit mit Absicht den Charakter eines „Atlas des menschlichen Blutdruckes" verleiht.

A. Bühlmann

Zürich, Herbst 1958

Inhaltsverzeichnis

A. Zur Methodik der direkten Blutdruckmessung

I. Physikalische Grundlagen

a) Definition des Druckes

Physikalisch wird der Druck mit dem Verhältnis von Kraft zu Fläche definiert

$$p = \frac{\text{Kraft}}{\text{Fläche}}$$

Die Einheiten sind:

$1\ \text{dyn/cm}^2 = 1\ \text{Mikrobar} = 10^{-6}\ \text{Bar}$

$1\ \text{kp/cm}^2\ \ = 1\ \text{technische Atmosphäre (at)} = 0{,}981\ \text{physikalische Atmosphäre}$
(Atm.)

Die Dimension ist:

$$p = \frac{\text{g} \cdot \text{cm} \cdot \text{sec}^{-2}}{\text{cm}^2} = \text{g} \cdot \text{cm}^{-1} \cdot \text{sec}^{-2}$$

In der Physik und Biologie verwendet man als Maßeinheit mm Hg oder mm H_2O:

$760\ \text{mm Hg} = 1\ \text{physikalische Atmosphäre} = 1{,}033\ \text{technische Atmosphäre}$

$1\ \text{mm Hg} = 1\ \text{Torr} = 13{,}595 \approx 13{,}6\ \text{mm}\ H_2O$

$10\ \text{m}\ H_2O\ = 1\ \text{technische Atmosphäre}$

In Amerika wird oft die Druckangabe in pound per square inch verwendet:

$$1\ \text{psi} = 703{,}09\ \text{mm}\ H_2O = 51{,}75\ \text{mm Hg}$$

Für die meisten Druckmessungen und definitionsgemäß für Blutdruckmessungen gibt der jeweilige atmosphärische Druck den 0-Punkt.

b) Manometer

Zur Messung des Druckes dienen Manometer, als einfachste Anordnung eine Wasser- oder Quecksilbersäule in einem senkrecht stehenden in mm graduierten Glasrohr. Die Genauigkeit läßt sich durch Verwendung des spezifisch leichteren Alkohols sowie durch Schrägstellen des Steigrohres und Anbringen einer unter Berücksichtigung des Winkels vergrößerten Graduierung stark erhöhen. Auf diese Weise können Bruchteile von mm H_2O gemessen werden. Bei Membranmanometern wird die durch den zu messenden Druck hervorgerufene Membrandeformation mechanisch auf ein Zeigersystem oder mit einer optischen Transmission auf eine photographische Registriereinrichtung übertragen. Die Eichung aller Membranmanometer erfolgt in einfachster Weise immer mit der Wasser- oder Quecksilbersäule. Die Mehrzahl dieser Manometer erlaubt wohl eine exakte Messung des Druckes unter gewissermaßen statischen Verhältnissen, aber nicht die Registrierung rasch wechselnder Druckänderungen. Für diesen Zweck haben sich heute allgemein Elektromanometer durchgesetzt. Die in physiologischen Laboratorien oft benutzten zahlreichen Modifikationen von Membranmanometern mit direkter mechanischer oder optischer Registrierung der Änderungen der Membranlage erwiesen sich für die Klinik als viel zu umständlich. Unter Elektromanometern oder Druckreceptoren sind Systeme zu verstehen, bei denen die Membrandeformation einen elektrischen Impuls auslöst, der verstärkt und dann mit einem Direktschreiber oder photographisch registriert wird. Robustheit, kleines Volumen, Konstanz der 0-Lage und Linearität über jeden wünschbaren Druckbereich bedeuten einen großen Vorteil dieser Manometer, die ebenfalls in einfachster Weise mit der Wasser- oder Quecksilbersäule geeicht werden. Dazu kommt, daß mit der elektrischen Verstärkung die Möglichkeit gegeben ist, durch entsprechende Wahl von verschiedenen Verstärkerstufen mit dem gleichen Manometer und Registrierteil kleine und große Druckänderungen mit einer gut ausmeßbaren Amplitude zu registrieren. Wir unterscheiden heute verschiedene Typen von Receptoren. Bei den Widerstandsmanometern (z. B. Statham) hat die Membrandeformation eine Änderung des elektrischen Widerstandes zur Folge, indem feine, in Brückenschaltung gelegte Drähte deformiert bzw. gedehnt werden. Diese Brücke wird bei den meisten Verstärkertypen mit einem Wechselstrom von mehreren 100 Hz (Trägerfrequenz) gespeist. Die Spannungsschwankungen als Folge der Deformation der Drähte werden dann mit einem Wechselstromverstärker verstärkt und vor dem Registrierteil demoduliert, so daß die Änderungen der Membranstellung entsprechend dem Rhythmus der Druckänderungen mit oder ohne zusätzliche Gleichstromverstärkung registriert werden können. Grundsätzlich ist auch die Speisung mit Gleichstrom möglich, der große Vorteil der Wechselstromverstärkung liegt in der Stabilität und Einfachheit der Einregulierung.

Die 2. Möglichkeit besteht darin, mit der Membran des Manometers eine Wand eines Kondensators zu bilden, so daß sich mit jeder Deformation die Kapazität ändert (Systeme HANSEN, NEUHAUS, LILLY). Bei diesem System ergibt sich zwangsläufig nur eine Wechselstromverstärkung. Widerstands- und Kondensatormanometer stellen heute die weitaus am häufigsten gebrauchten Methoden für die direkte Blutdruckmessung dar und erlangen auch in der Technik immer größere Bedeutung. Der piezo-elektrische Effekt, womit druckbedingte Potentialschwankungen registriert werden, sowie die Induktion finden ebenfalls Anwendung für die Druckmessung (GOMEZ u. Mitarb., McLEOD, PORJE, WETTERER, MÜLLER, MOTLEY u. Mitarb., HAMPEL). Ersterer wird vor allem für die Registrierung von Pulskurven, weniger für die direkte Blutdruckmessung verwendet. Eine weitere, heute angewendete Möglichkeit besteht darin, mit der Membrandeformation eine auf eine Photozelle gerichtete Lichtquelle abzublenden und den damit variablen Photostrom zu verstärken und zu registrieren (Apparatur der Firma Schwarzer).

c) Bedeutung von Eigenfrequenz und Dämpfung des Meßsystems

Die technischen Unterschiede der verschiedenen Manometertypen des gleichen Prinzipes wie auch die zwischen denen unterschiedlicher Prinzipien treten vor der grundsätzlichen Frage, wo sich die receptierende Einheit überhaupt befindet, d. h. vor der Frage der Zuleitung und ihrer Eigenschaften weit zurück. Die Messung eines konstanten oder nur sehr langsam wechselnden Druckes, mit anderen Worten die Registrierung statischer Verhältnisse bietet mit allen Methoden keine Schwierigkeiten. Bei der Blutdruckmessung interessiert aber vor allem die frequenz- und amplitudengetreue Registrierung einer raschen und in der Regel periodischen Druckänderung. Nun ist allerdings nicht genau bekannt, mit welchen Frequenzen für die Blutdruckmessung beim Menschen zu rechnen ist, d. h. die höchste Frequenz eines Anteiles der komplexen Blutdruckwelle ist unbekannt, die Schätzungen bewegen sich zwischen 25 und 40 Hz. Die Schnelligkeit des Druckanstieges in den Herzkammern während eines Teiles der Anspannungsphase bei hohen Pulsfrequenzen dürfte noch höhere Frequenzen als 40 Hz erreichen. Zusammen mit dem relativ langsamen Beginn der Kontraktion und einschließlich des Anfanges der Austreibungsphase ergibt sich aber für den gesamten systolischen

Druckanstieg eine erheblich geringere Frequenz von etwa 5—15 Hz. Der diastolische Druckabfall hat zum Teil eine noch höhere Frequenz als der Druckanstieg, für den ganzen Druckabfall ergeben sich Frequenzen von etwa 10—15 Hz. In der Aorta und in der Art. pulmonalis liegt die Frequenz des systolischen Druckanstieges und diastolischen Druckabfalles als Folge der Gefäßelastizität und des dauernden Blutstromes auch bei hohen Pulsfrequenzen sicher unter 15 Hz. Wesentlich höher liegen zum Teil die Frequenzen von Vorgängen im Zusammenhang mit Klappenöffnung und -schließung. Für eine frequenzgetreue Registrierung muß die Eigenfrequenz der Meßanordnung mindestens so groß sein, wie die des zu messenden Vorganges, für eine amplitudengetreue Wiedergabe ist sogar aus noch auszuführenden Gründen eine höhere Eigenfrequenz notwendig. Die Eigenfrequenz einer Meßanordnung wird durch die Eigenschaften des Manometers und die des Zuleitungssystems bestimmt.

$$\text{Frequenz} = \frac{1}{2\,\pi} \cdot \sqrt{\frac{E}{M}} \qquad E = \frac{\varLambda\,p}{\varLambda\,V}$$

Masse = Widerstand, den ein Körper seiner Beschleunigung entgegensetzt (träge Masse).

E, die Elastiziät oder Steifheit der Membran, ist in weiten Grenzen variabel, mit einer Gummimembran ergibt sich bei konstanter Masse eine niedrige Frequenz, mit einer Stahlmembran eine hohe. Bei M handelt es sich um die gesamte schwingende Masse, wobei es sich hier zur Hauptsache um Flüssigkeit handelt. Im Faktor M ist aber nicht nur die Masse als g, sondern auch deren Form im Sinne des Verhältnisses von Länge zu Querschnitt enthalten. Das gleiche Volumen Flüssigkeit von einigen cm³ verteilt auf eine dünne, aber meterlange Sonde senkt die Eigenfrequenz stärker als in einer hinsichtlich Oberfläche konzentrierten Form mit großem Querschnitt, wie es z.B. das Volumen des Manometers selbst darstellt. Für Blutdruckmessungen ist das ganze System mit Zuleitung — Katheter oder Kanüle — Verbindungsschläuche und das Manometer selber mit Flüssigkeit gefüllt. Die Druckwelle sollte sich durch das ganze System frequenz- und amplitudengetreu bis zur Manometermembran fortpflanzen. Die Kompressibilität der Flüssigkeit, d. h. ihre Volumenabnahme als Folge einer Druckerhöhung, ist so minim, daß sie vernachlässigt werden kann. Der wenn auch geringen Volumenverschiebung in der Zuleitung ist ein Reibungswiderstand entgegengesetzt, der zu einer Dämpfung führt; diese bedeutet für die Druckregistrierung eine verzögerte Einstellung. Eine sehr große Dämpfung verhindert sowohl die frequenz- als auch die amplitudengetreue Registrierung einer periodischen Blutdruckänderung. Für die Dämpfung des Systems ist neben dem praktisch zu vernachlässigenden Deformationswiderstand der Manometermembran die Reibung im Zuleitungssystem maßgebend. Die für die Membrandeformation notwendige Volumenverschiebung der Flüssigkeit in der Zuleitung erfolgt als laminäre Strömung, für die das Strömungsgesetz von HAGEN-POISEUILLE gilt:

$$V = \frac{\pi R^4 \cdot (p_1 - p_2) \cdot t}{8 \cdot \eta \cdot 1}$$

$$\dot{V} = \frac{V}{t}$$

Der Reibungswiderstand entspricht der Kraft $R^2 \cdot \pi \cdot (p_1 - p_2)$

$$= 8 \cdot \pi \cdot \eta \cdot l \cdot \bar{u} \qquad \bar{u} = \frac{\dot{V}}{R^2 \cdot \pi}$$

(V = Volumen, $\dot{V}$ = Stromstärke, R = Radius, l = Länge, $\bar{u}$ = mittlere Strömungsgeschwindigkeit, $(p_1 - p_2)$ = Druckdifferenz, η = Viscosität der Flüssigkeit).

1*

Aus der Formel geht hervor, daß für die Dämpfung dem Radius und der Länge des Systems entscheidende Bedeutung zukommt. Ist man gezwungen, mit sehr engen Kanülen den Druck zu messen, so sollen diese auch sehr kurz sein. Befinden sich im System Gasblasen, die ja im Vergleich zur Flüssigkeit (Blut, Wasser, physiologische Kochsalzlösung) sehr gut kompressibel sind, so erfolgt damit eine zusätzliche Dämpfung. Das gleiche gilt für ein undichtes System, weil darin ebenfalls größere Volumenverschiebungen notwendig werden.

Man mißt die Eigenfrequenz und die Dämpfung mit dem Druckentlastungsversuch. Das ganze System wird durch einen aufgeblasenen, dünnwandigen Gummiballon unter einen konstanten Druck gesetzt, dann brennt man die Gummiblase durch, womit eine momentane Druckentlastung erreicht wird. Das System schwingt nun mit seiner Eigenfrequenz über die 0-Linie hinaus und auf diese zurück. Die Anzahl der Schwingungen pro Sekunde entspricht der Eigenfrequenz. Infolge der Dämpfung werden die Amplituden kleiner. Das Verhältnis der Größenabnahme bleibt von Schwingung zu Schwingung konstant, aus ihm errechnet sich der Dämpfungsfaktor.

$$D = \frac{\mathrm{lon}\,\dfrac{A_1}{A_2}}{\sqrt{\pi^2 + \mathrm{lon}\,\dfrac{A_1}{A_2}}}$$

(lon = natürlicher Logarithmus)

Folgende Abbildung zeigt das Ergebnis des Druckentlastungsversuches mit dem von uns gebrauchten System, einmal mit einem etwa 150 cm langen Cournand-Katheter Nr. 8 für intrakardiale Druckmessungen und einer Kanüle für die Druckmessung in einer peripheren Arterie.

Die Eigenfrequenz des Systems mit Sonde ist also bei Verwendung des Manometertypes 23 A (Abb. 1 und 2) sehr niedrig und ganz ungenügend für eine frequenzgetreue Registrierung von Vorgängen wie Anspannungszeit der Herzkammern und Druckänderungen im Zusammenhang mit Klappenöffnung und -schließung, sie hat aber den praktischen Vorteil, die Registrierung der meisten Artefakte, die größtenteils von hoher Frequenz sind, zu verhindern bzw. hinsichtlich Amplitude massiv zu reduzieren. E. H. WOOD empfahl deshalb

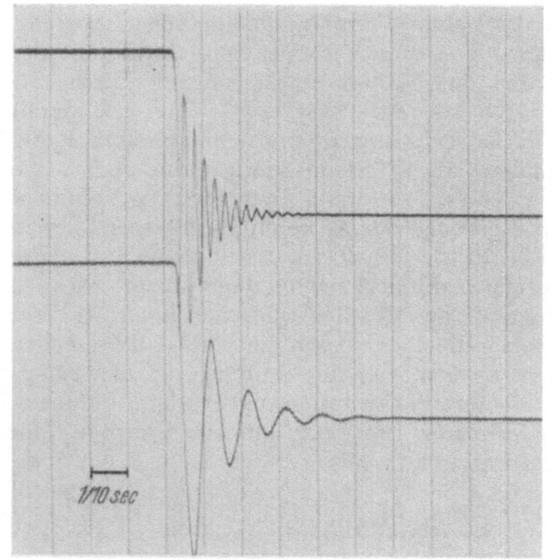

Abb. 1. Druckentlastungsversuch zwecks Bestimmung der Eigenfrequenz und Dämpfung des Manometersystems. Simultane Druckentlastung *A* mit Arterienkanüle, *B* mit Herzsonde, Statham Widerstandsmanometer Typ P 23 A

nach ausgedehnten Untersuchungen, die Frequenz des registrierenden Galvanometers auf 10 Hz zu beschränken, um die Artefaktschwingungen höherer Frequenz zu unterdrücken. Damit wären für Messungen des intrakardialen Druckes durch eine Sonde etwa die gleichen Verhältnisse geschaffen wie beim Arbeiten mit dem Manometer

Statham Typ P 23 A. Mit der Beschränkung der Frequenz auf der Registrierseite beraubt man sich aber der Möglichkeit, die Vorteile der viel höheren Eigenfrequenz bei Messungen durch eine Kanüle in einer Arterie auszunützen, wo keine störenden Artefakte zu befürchten sind. Der Manometertyp P 23 D, der erst seit kurzem zur Verfügung steht, bietet theoretisch bessere Voraussetzungen, doch ist die Eigenfrequenz mit Sonde immer noch für eine frequenzgetreue Registrierung aller Vorgänge zu niedrig, andererseits aber groß genug, um viele Artefakte zu erfassen. Entsprechend der für die Eigenfrequenz geltenden Formel ist eine Verbesserung dieser Verhältnisse nur mit einer massiven Erhöhung des Faktors E möglich, da ja hinsichtlich der Masse die Variationsmöglichkeiten sehr eng begrenzt sind. Eine Steigerung der Starrheit der Membran geht auf Kosten der Empfindlichkeit des Manometers. Man ist also gezwungen, einen tragbaren Kompromiß zu finden. Erfolgt bei der Druckentlastung keine Schwingung über die Null-Linie, so beträgt der Dämpfungsfaktor 1, was einer aperiodischen Dämpfung entspricht. In gewisser Hinsicht

Tabelle 1

	Eigen-frequenz mit Kanüle	Dämpfung	Eigen-frequenz mit Herzsonde	Dämpfung
Statham P 23 A	36—40	0,12	etwa 12	0,3
Statham P 23 D	185	0,07	etwa 60	0,32

wäre die Kombination von aperiodischer Dämpfung mit hoher Eigenfrequenz ideal, was aber einen großen apparativen Aufwand erfordern würde. Bei einem Dämpfungsfaktor von 0,707 (BRÖMSER), was einem Amplitudenverhältnis A_1/A_2 von etwa 25/1 entspricht, ergibt sich der größte Bereich für eine amplitudengetreue Registrierung, indem die Amplitude quantitativ bis zu einem Periodenverhältnis zwischen Eigenfrequenz und Frequenz des zu messenden Vorganges von 2:1 genau erfaßt wird. Bei Dämpfungsfaktoren von 0,5—0,25 ergibt sich bereits bei einem Periodenverhältnis von 4:1 eine Amplitudenvergrößerung in der Größenordnung von 3—5%. Ist die Eigenfrequenz des Meßsystems 8mal größer als die des zu messenden Vorganges, so wird auch mit geringeren Dämpfungsgraden die Amplitude quantitativ genau erfaßt. Dämpfung und Eigenfrequenz des Systems sind auch maßgebend für die Einstellgeschwindigkeit des Manometers. Bei aperiodischer Dämpfung beträgt die Einstellgeschwindigkeit bei einer Eigenfrequenz von 10 Hz 0,1 sec. Bei einem Dämpfungsfaktor von 0,707 wird mit derselben Eigenfrequenz die 0-Linie bereits nach etwa 0,035 sec mit einer Amplitudenverfälschung von etwa 6—7% überschritten, die Schwingung erreicht dann ebenfalls nach 0,1 sec die 0-Linie. Der Dämpfungsfaktor von 0,75 (Amplitudenverhältnis A_1/A_2 etwa 38/1) stellt nach BRÖMSER einen günstigen Kompromiß für eine sowohl hinsichtlich Amplitude als auch Phasenverschiebung günstige Registrierung dar, in dem sich bis zu einem Periodenverhältnis von 2:1 eine amplitudengetreue Registrierung mit konstanter Phasenverschiebung ergibt. Die Wahl einer günstigen Dämpfung hat nach dem bisher ausgeführten vor allem den Zweck, Artefakte, nämlich die Registrierung einer zu großen Amplitude zu unterdrücken, sofern die Eigenfrequenz des Meßsystems nicht mehr ein Mehrfaches der Frequenz des zu messenden Vorganges entspricht. Eine zu kleine Amplitude wird auch bei an sich günstigen Periodenverhältnissen mit zu großer Dämpfung (Faktoren über 0,8) und weitgehend unabhängig vom Dämpfungsfaktor immer dann registriert, falls die Frequenz des Vorganges ein Mehrfaches der des Meßsystems beträgt.

Die Dämpfung des Systems läßt sich ohne Beeinträchtigung der Eigenfrequenz durch Einschalten einer blendenförmigen Stenose, die den Faktor M nicht beeinflußt, auf den gewünschten Wert einstellen. Zweifellos ist die Dämpfung unseres Meßsystemes mit Sonde und Kanüle wie die praktisch aller bekannten Apparaturen im Vergleich zu den theoretischen Idealwerten zu niedrig. Andererseits ergibt sich bei der direkten Blutdruckmessung oft durch kleine Gasblasen und Gerinnsel eine zusätzliche Dämpfung, so daß eine gewisse Reserve in dieser Beziehung als praktisch bezeichnet werden kann.

Befindet sich der Druckreceptor in der Sondenspitze, womit der Faktor M in der Frequenzformel sehr klein wird, so können auch Vorgänge mit hohen Frequenzen amplituden- und frequenzgetreu und mit günstiger Einstellzeit registriert werden. Dieser Gedanke ist mit der Wetterer-Sonde bereits realisiert, doch hat diese Methode für die Blutdruckmessung in der Klinik noch keine größer Bedeutung erlangt.

Die Periodizität des zu messenden Vorganges bietet bei Blutdruckmessungen eine weitere, die Realität verfälschende Komplikationsmöglichkeit. Erfolgt nämlich ein Vorgang, z. B. der systolische Druckanstieg, in der Herzkammer zufällig mit der der Eigenfrequenz des Systemes entsprechenden Frequenz, so entsteht Resonanz und damit eine Vergrößerung der registrierten Amplitude und Fehlmessung. Entsprechend der niedrigen Eigenfrequenz mit der Herzsonde besteht diese Fehlermöglichkeit insbesondere bei Druckmessungen in den Herzkammern beim Herzkatheterismus. Es kommt dann unter anderem zu systolischen „Schleuderzacken“, die der Kenner zwar als Artefakte interpretiert, die aber doch immer von vielen Autoren als real mit entsprechenden Rückschlüssen auf den systolischen Druck ausgewertet werden. Liegt die Eigenfrequenz des Meßsystemes tiefer als die des Vorganges, so wird dieser mit erheblicher Verzögerung und ungenügender Amplitude registriert. Die Druckwerte sind dann weder in formaler Hinsicht, noch was die systolischen und diastolischen Endwerte betrifft, verwertbar. Wie bereits angedeutet, vergrößern Luftblasen im Meßsystem die Dämpfung, sie senken aber auch dessen Eigenfrequenz, was schon für kleine Gasblasen gilt. Bei großer Dämpfung und ungünstigem Periodenverhältnis werden die höher frequenten Grundschwingungen der Blutdruckwelle stärker phasenverschoben als die Anteile mit niedriger Frequenz, damit ergibt sich eine Kurvendeformation, d. h. für die Registrierung eine mehr oder weniger starke formale Verfälschung der wirklichen Blutdruckwelle (NEUHAUS).

Zusammenfassend darf festgestellt werden, daß die heute in der Klinik gebräuchlichen Methoden für die direkte Blutdruckmessung und Registrierung des Druckablaufes von der physikalischen Seite her hinsichtlich Eigenfrequenz und Dämpfung für die vollständige Erfassung aller im Herzen selber und in den Gefäßen am Druckablauf evtl. erkennbaren Vorgänge ungenügend sind, daß der Druck selber aber als systolischer und diastolischer Endwert, vor allem aber als Mitteldruck, mit befriedigender Genauigkeit gemessen und registriert werden kann. Unter „befriedigend“ ist hier die Toleranz gegenüber einer Amplitudenverfälschung bis zu 10% und einer Einstellzeit von weniger als 0,1 sec (in der Regel 0,02—0,04 sec) zu verstehen. FRY und Mitarb. kommen auf Grund einer Gegenüberstellung der besonders in den USA gebräuchlichen und hinsichtlich Eigenfrequenz z. T. sehr unterschiedlichen Manometer- und Verstärkersysteme zu praktisch gleichen Schlußfolgerungen. Sie fanden bei allen Systemen Linearität über einen großen Bereich und für die Mitteldruckmessung sowie statische Verhältnisse einen durchschnittlichen Fehler von nur 2,8% während die nicht manometerbedingten Fehler bei besonders ungünstigen Meßbedingungen, z. B. starke Katheterbewegungen in der Art. pulmonalis, zu einer Amplitudenverfälschung für die systolischen und diastolischen Druckwerte in der Größenordnung von etwa 20% führen können. Es ist selbstverständlich, daß die Frequenz des Registriersystems, handele es sich um einen Direktschreiber oder auch um eine optische Transmission, genügend hoch sein muß, um die Frequenz der durch das Manometersystem mitgeteilten Impulse richtig aufzuzeichnen.

d) Mitteldruck

Die direkte Messung und Registrierung des Blutdruckes mit Elektromanometern hat unter anderem den Vorteil, daß der Druckablauf, auch wenn man keinen Direktschreiber benutzt, mit Elektronenstrahloscillographen (Sichtgeräten) simultan mit anderen Vorgängen z. B. dem Elektrokardiogramm während der Messung sichtbar gemacht werden kann. Außerdem wird die für alle hämodynamischen Untersuchungen und Berechnungen so wichtige Bestimmung des Mitteldruckes möglich. Es handelte sich hier immer um die Integration des Druckes über die Zeit und nicht über das mit jeder Herzaktion geförderte und mit wechselnder Geschwindigkeit fließende Blutvolumen, doch dürften die Unterschiede minim sein. Wegen allfälliger respiratorischer Druckschwankungen und bei Arrhythmien sollte die Integration immer über mindestens eine vollständige Atemphase erfolgen. Für die Bestimmung des Mitteldruckes in den Gefäßen wird ein entsprechend langes Kurvenstück planimetriert und die ermittelte Fläche durch die Länge der Basis dividiert. Diese so bestimmte mittlere Höhe in mm ergibt unter Berücksichtigung der Eichung den Mitteldruck im betreffenden Gefäß in mm Hg. Moderne Druckverstärker ermöglichen die direkte elektrische Integration mittels Aufladen von Kondensatoren, wobei zwangsläufig wegen der notwendigen Zeit immer über mehrere Atemphasen integriert wird. Für die Bestimmung des Mitteldruckes im rechten oder linken Ventrikel darf nur über die Zeit der Systole integriert werden, was nur planimetrisch möglich ist. Mit der ununterbrochenen elektrischen Integration würde wegen des niedrigen diastolischen Druckes je nach Pulsfrequenz bzw. Diastolendauer ein zu tiefer Mitteldruck bestimmt, der unter dem in der Aorta bzw. Art. pulmonalis liegen würde, was natürlich hämodynamisch Unsinn ist. Der systolische Mitteldruck in den Herzkammern ist praktisch gleich hoch wie der über Systole und Diastole integrierte Mitteldruck in der Aorta bzw. Art. pulmonalis. Eine signifikante Druckdifferenz ist gleichbedeutend mit einer Stenosierung der Ausflußbahn, worauf im klinischen Teil noch ausführlicher eingegangen wird. Es sei noch erwähnt, daß für die Mitteldruckbestimmung in den Gefäßen Eigenfrequenz und Dämpfung des Systems keine Rolle mehr spielen, solange überhaupt noch eine Kommunikation zwischen dem Ort der Druckänderung und dem Manometer besteht. Die Dämpfung kann so groß werden, daß die systolische-diastolische Druckamplitude nicht mehr registriert wird; besteht jedoch noch eine wenn auch minime Kommunikation, so wird nach einer gewissen Zeit ein Druck als waagerechte Linie registriert, die dem Mitteldruck entspricht.

e) Anschlußmethoden, eigene Methodik

Für die Messung des Druckes in den Herzhöhlen selber sowie in den Lungengefäßen und in der Aorta wird die gut gespülte Herzsonde direkt mit dem Manometer in Verbindung gesetzt. Für die Messung des peripheren arteriellen Druckes muß in eine periphere Arterie, normalerweise die Art. brachialis oder femoralis, eine möglichst weite und nicht zu lange Kanüle eingelegt werden, die mit einer flexiblen, starrwandigen Verbindung (Bleirohr, Druckschlauch aus armiertem Gummi) an das Manometeraggregat angeschlossen wird. Zwischen den Messungen wird die Kanüle mit einem über ihre Spitze hinausreichenden Mandrin ausgefüllt, um die Verstopfung mit Gerinnseln zu vermeiden. Gebräuchlich ist die von COURNAND angegebene Kanüle (s. Abb. 2), mit der wir ebenfalls zur Hauptsache arbeiten.

Die Angabe einer Eigenfrequenz von 36—40 Hz bzw. 185 Hz bezieht sich auf
diesen Kanülentyp. Billiger, weil konstruktiv einfacher und hinsichtlich Eigenfrequenz noch besser ist eine selbst konstruierte Kanüle (s. Abb. 2). Die mit
Rücksicht auf den Patienten empfehlenswerte Lokalanaesthesie erschwert das
Einlegen der Kanülen, trotzdem ist dies bei gut palpablen Gefäßen bei Erwachsenen und größeren Kindern mit einiger Übung nicht allzu schwer. Die Kanülen
müssen gut im Gefäßlumen sitzen und fixiert werden, damit sie bei allfälligen
Bewegungen des Armes bzw. Beines nicht aus ihrer günstigen Lage verschoben

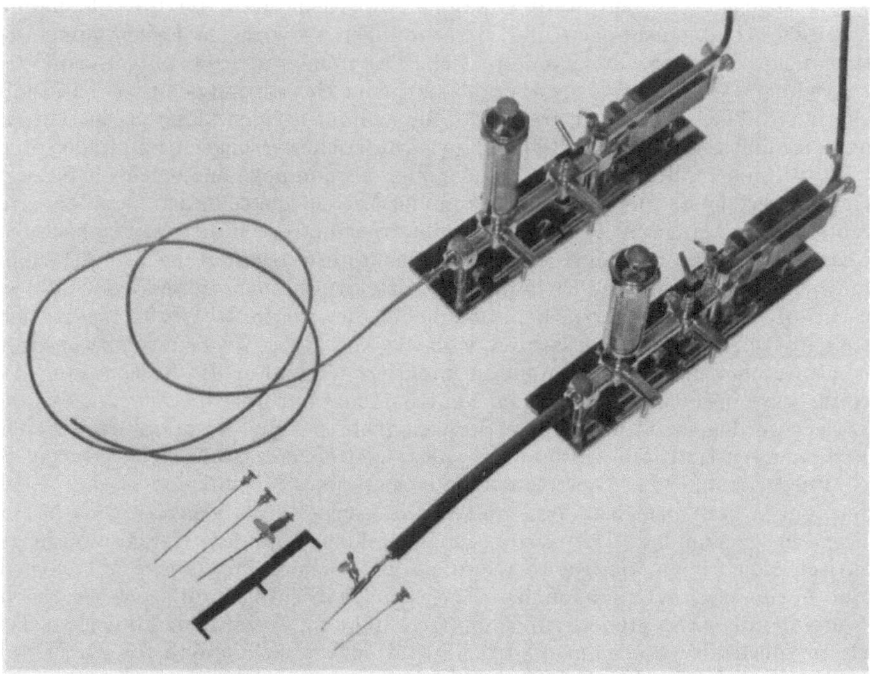

Abb. 2. Instrumentarium mit Manometer (Statham P 23 A), fixiert in einem massiven Gestell mit Dreiweghähnen
und Spritze zum Durchspülen. Herzsonde und Arterienkanülen mit Mandrin sowie starrwandigem
Verbindungsschlauch. (Distanzmarke 10 cm)

werden. Durch gelegentliches Spülen mit Liquemin wird der Gerinnselbildung
vorgebeugt. Nach Entfernung der Kanüle verhindert in der Regel eine manuelle
Kompression während einiger Minuten eine Hämatombildung. Am Arm kann
ohne Schwierigkeiten ein Druckverband für 1—2 Std. angelegt werden. Eine
bleibende und für den Patienten nachteilige Schädigung der Arterien haben wir
bei rund 500 Messungen bisher nie beobachtet, was auch für die Fälle gilt, bei
denen an der gleichen Stelle mehrmals der Druck gemessen wurde. Eine andere
Methode besteht darin, eine kleine Arterie, z. B. die Art. radialis oder ulnaris, frei-
zulegen und einen flexiblen Kunststoffkatheter mehrere cm gegen die Stromrichtung einzuführen und zu fixieren. Diese Anordnung ist gegenüber Bewegungen
des Armes ganz unempfindlich, sie eignet sich besonders für fortlaufende Druckmessungen über Stunden während einer Operation, stellt aber einen kleinen
chirurgischen Eingriff dar, führt meistens zur Unterbindung des Gefäßes und kann
deshalb nicht als Routinemethode für eine internmedizinische Klinik betrachtet
werden. Was die chirurgische Technik der Venenfreilegung zwecks Einführung

einer Herzsonde und die Gefahren des Herzkatheterismus betrifft, sei auf die einschlägige Literatur verwiesen, in dieser Beziehung bestehen ja heute kaum noch Probleme oder Unklarheiten.

Abb. 2 zeigt die Manometeranordnung mit den von uns verwendeten Kanülen bzw. Herzsonden. Bei den Druckreceptoren handelt es sich um Widerstands-manometer der Fa. Statham, Typ P 23 A. Alle in dieser Arbeit wiedergegebenen Druckkurven wurden mit dieser Meßanordnung geschrieben. Als Verstärker benutzten wir das Gerät der Fa. Atlas, Bremen, mit photographischer Registrie-

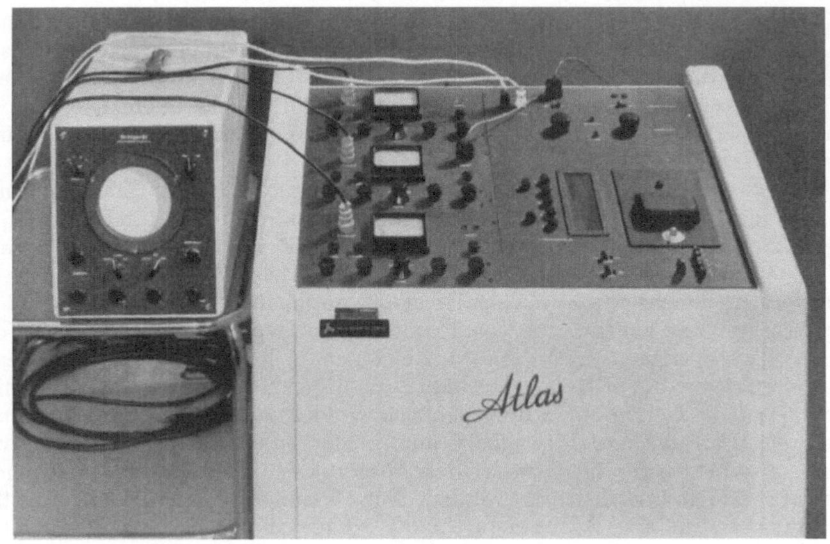

Abb. 3. „Polypulmocard Zürich" mit Sichtgerät der Atlaswerke. 3 Druckverstärker, jeder mit elektrischer In-tegration des Mitteldruckes. 1 EKG und 1 Phonokardiogrammkanal sowie 2 verstellbare Fixpunkte. Jeder Ver-stärker hat einen separaten Ausgang zum Sichtgerät, der aber auch als Eingang benutzt werden kann und die Registrierung anderer Vorgänge als Druck, EKG und Herzschall ermöglicht. Photographische Registrierung mit 4 Papiergeschwindigkeiten 1, 5, 50 und 100 mm pro sec

rung, das auch die elektrische Integration des Mitteldruckes in den Gefäßen ermöglicht. Wir ziehen die photographische Registrierung der Direktschreibung einmal aus qualitativen Gründen vor, dann vor allem, weil sie beim simultanen Registrieren verschiedener Vorgänge das Kreuzen der Kurven und damit eine große Amplitude wie auch das Registrieren mehrerer auf die gleiche 0-Linie bezogener Druckkurven gleichzeitig ermöglicht. Da für jede Blutdruckregistrie-rung zumindestens das EKG simultan mitgeschrieben werden sollte, bedarf es mehrerer Kanäle. Abb. 3 zeigt den von der Fa. Atlas entsprechend unserer An-regung gebauten „Polypulmocard Zürich" mit 3 Druckverstärkern, einem EKG- und einem Phonokardiogramm-Kanal, so daß 5 Vorgänge gleichzeitig registriert werden können. Durch zusätzliche Eingänge zu jedem Kanal ist es auch möglich, mit zusätzlichen Meßapparaturen und entsprechenden Verstärkern andersartige Vorgänge als Druck, EKG und Herzschall zu registrieren. Mit den gleichen Druckverstärkern können bei Verwendung entsprechend empfindlicherer elek-trischer Druckreceptoren auch sehr kleine Druckänderungen von mm H_2O, wie sie im Zusammenhang mit der Untersuchung der Atemmechanik gemessen werden müssen, registriert werden. (Näheres zu dieser Technik siehe ROSSIER, BÜHL-MANN und WIESINGER, sowie BÜHLMANN und BEHN.)

II. Zusätzliche Fehlermöglichkeiten, wie sie durch die besonderen Meßbedingungen beim Menschen gegeben sind. Problematik des 0-Punktes, praktische Genauigkeit, Idealdruckkurve

Nach Besprechung der durch das Meßsystem selbst gesetzten Grenzen und Fehlermöglichkeiten sollen noch einige Bemerkungen über zusätzliche Fehlerquellen, wie sie besonders bei Blutdruckmessungen im großen und kleinen Kreislauf beim Menschen bestehen, folgen. Definitionsgemäß wird der Blutdruck nicht als absoluter Druck, sondern als Differenzdruck zum jeweiligen atmosphärischen Druck angegeben, letzterer gibt somit den 0-Punkt. Intrathorakal herrscht aber zumindestens während der Inspiration ein deutlich negativer Druck, der genau genommen für die intrathorakal gelegenen Herz- und Gefäßabschnitte als 0-Lage genommen werden müßte. Für den großen Kreislauf ist allerdings diese Differenz zu vernachlässigen, weniger für den Lungenkreislauf, insbesondere bei pathologisch vergrößerten respiratorischen Druckänderungen, worauf später noch einmal eingegangen wird.

Uns interessiert in erster Linie der dynamische Druck, den das Herz als Pumpe aufbauen muß, um das notwendige Blutvolumen pro Zeiteinheit durch das Gefäßsystem zu fördern. Der zusätzliche statische Druck der Blutsäule, bei normal großen stehenden Erwachsenen am Fuß z. B. in der Größenordnung von mehr als 100 mm Hg, soll nicht erfaßt werden. Es ist also nötig, die Lage des Herzens selber, noch präziser die Lage der Pulmonal- und Aortenklappen, evtl. die Mitte der Vorhöfe als körpergemäßen 0-Punkt anzunehmen, d. h. die Membran des Manometers muß sich in dieser Höhe befinden. Beim liegenden Menschen sind natürlich die Fehlermöglichkeiten durch den zusätzlichen oder auch abzüglichen statischen Druck der Blutsäule und Flüssigkeitssäule in der Zuleitung zum Receptor viel kleiner, müssen aber für die normalerweise absolut kleinen Druckwerte im Lungenkreislauf trotzdem berücksichtigt werden. Für Messungen des Druckes im großen Kreislauf am Arm oder Bein entspricht die 0-Lage, in der sich die Manometermembran befinden sollte, beim Erwachsenen ohne Thoraxdeformitäten einem Niveau entsprechend 5 cm dorsal des Sternums oder etwa 15 cm ventral der Unterlage, auf der der Patient liegt. Bei Annahme dieser 0-Lage, wie man sie auch meistens für Messungen durch die Sonde anwendet, handelt es sich natürlich um einen Kompromiß; die allerdings geringen respiratorischen Lageänderungen des Herzens bleiben unberücksichtigt. Zwecks Ausschließung dieser Fehlerquelle könnte man in Apnoe messen, was aber größere Nachteile, wie evtl. Erhöhung des intrathorakalen Druckes durch Pressen, einerseits mit sich bringt, und andererseits die Registrierung der respiratorisch bedingten Änderungen hinsichtlich Pulsfrequenz und Druckhöhe verhindert.

Eine weitere Fehlerquelle von größerer Bedeutung liegt bei Druckmessungen durch einen Katheter in der Bewegung der Sonde. Bewegungen in der Längsrichtung, die bei Lage der Sondenspitze im Conus pulmonalis und im proximalen Teil des Stammes der Art. pulmonalis als Folge der Herzkontraktion mehrere cm betragen können, müssen zu einer erheblichen Deformierung der registrierten Druckkurve führen, da die in der Sonde enthaltene Flüssigkeitssäule entsprechend ihrer Trägheit der brüsken Bewegung der Sonde nicht folgen kann. Eine Verschiebung der Flüssigkeitssäule in der Sonde hat aber immer eine Membrandeformation des Manometers und damit die Registrierung eines je nachBewegungsrichtung positiven oder negativen Druckes zur Folge, ohne daß auf die Öffnung der Sondenspitze als Folge der Herzkontraktion überhaupt ein Druck ausgeübt werden muß. Eine im Herzrhythmus erfolgende Längsbewegung der Sonde um jeweils 3 cm hat die Registrierung eines Druckes von etwa 3—4 mm Hg zur Folge.

Die Deformation der Druckkurve als Folge von Längsbewegungen der Sonde sind in der Regel als Artefakte zu erkennen, indem durch Superponieren der Bewegungseffekte auf die reale Druckkurve die registrierte Kurve mehr oder weniger schwer deformiert wird, wie es der Vergleich mit einer realen Druckkurve zeigt. Die Mitteldruckmessung wird durch diese Artefakte nur wenig gestört. Die Frequenz der meisten auf diese Weise entstehenden Artefakte ist ziemlich hoch, so daß sie bei Verwendung eines Systemes mit relativ niedriger Eigenfrequenz nur zu einem geringen Teil erfaßt werden, was als ein praktischer Vorteil dieser Systeme betrachtet werden kann. Trotzdem sollte immer zur Vermeidung dieser Fehlerquelle die Sonde in den Herzkammern und in der Art. pulmonaris unter Durchleuchtungskontrolle so plaziert werden, daß keine, bzw. möglichst geringe Längsbewegungen auftreten. Seitliche Bewegungen der Sonde stören die Druckmessung praktisch nicht (MÜRTZ, BÜCHERL). Die superponierten Artefakte als Folge von Längsbewegungen können auch eine Phasenverschiebung im Sinne einer deutlichen zeitlichen Verzögerung der Registrierung zur Folge haben. Durch Verwendung eines doppelläufigen Katheters mit aufblasbarem Ballon an der Spitze kann die Sonde in einem Hauptast fixiert werden. Diese Möglichkeit ist für das Studium der Bewegungseffekte und -Artefakte sehr interessant aber für die Bestimmung des wirklichen Druckes in der Art. pulmonalis unbrauchbar, da der aufgeblasene Ballon die Durchblutung einer Lungenhälfte blockiert und damit hinsichtlich Strömungswiderstand spezielle, nicht für den Normalzustand des Patienten repräsentative Verhältnisse schafft.

Eine ebenfalls zu diskutierende und praktisch wichtige Fehlermöglichkeit bei der Messung des Druckes in der Art. pulmonalis besteht darin, daß die Öffnung in der Stromrichtung liegt. In Abhängigkeit von der Geschwindigkeit des Blutstromes entsteht bei dieser Lage entsprechend dem hydrodynamischen Paradoxon (Prinzip der Wasserstrahlpumpe) wenn auch kein negativer Druck und damit Sog so doch eine gewisse Druckdifferenz zum wirklichen Druck in der Art. pulmonalis, was dazu führen kann, daß ein um mehrere mm Hg zu niedriger Druck gemessen wird. An diese Fehlerquelle muß besonders bei gesteigerter Lungendurchblutung z. B. während körperlicher Arbeit oder auch bei angeborenen Herzfehlern mit Links-Rechts shunt gedacht werden, sie kann zur falschen Diagnose einer Pulmonalstenose führen. Diese Fehlerquelle wird reduziert, wenn die Sondenspitze neben der Endöffnung noch 2 seitliche Öffnungen hat, und praktisch eliminiert, wenn man den Katheter in den Anfang eines Hauptastes plaziert, wo übrigens auch die Katheterbewegungen am geringsten sind. Schließlich muß noch die Lagerung des Manometers erwähnt werden. Die Membran des Druckreceptors hat ein erhebliches Gewicht, wird das Aggregat gekippt, so ergibt sich eine deutliche Verschiebung der 0-Lage. Erschütterungen des Manometers führen zu Schwingungen der Membran und damit zur Registrierung von Artefakten. Es ist aus diesen Gründen sehr vorteilhaft, den Druckreceptor in einem massiven Gestell zu fixieren (Abb. 2) und darauf zu achten, daß sich die ganze Apparatur immer in horizontaler bzw. immer in der gleichen Lage befindet.

Berücksichtigen wir sämtliche Fehlerquellen, wie sie einmal durch die besonderen Meßbedingungen mit Kanüle oder Herzkatheter einschließlich der approximativen Schätzung der 0-Lage und dann die physikalischen Gegebenheiten des Meßsystems mit Eigenfrequenz, Dämpfung und schließlich auch Fehler bei der Eichung der Druckreceptoren gegeben sind, so kann festgestellt werden, daß unter optimalen Bedingungen die praktische Genauigkeit ± 2 mm Hg beträgt, was für Messungen im großen Kreislauf vollauf genügt, für die normalerweise niedrigen Druckwerte im Lungenkreislauf aber bereits nicht voll befriedigen kann. Da es sich aber um einen absoluten Wert handelt, wird der Fehler in pathologischen

Fällen mit erhöhten Druckwerten prozentual kleiner. Streng genommen, gilt diese Genauigkeit von ± 2 mm Hg nur für die Bestimmung des Mitteldruckes, für die systolischen und diastolischen Endwerte liegt der Fehler als Folge von

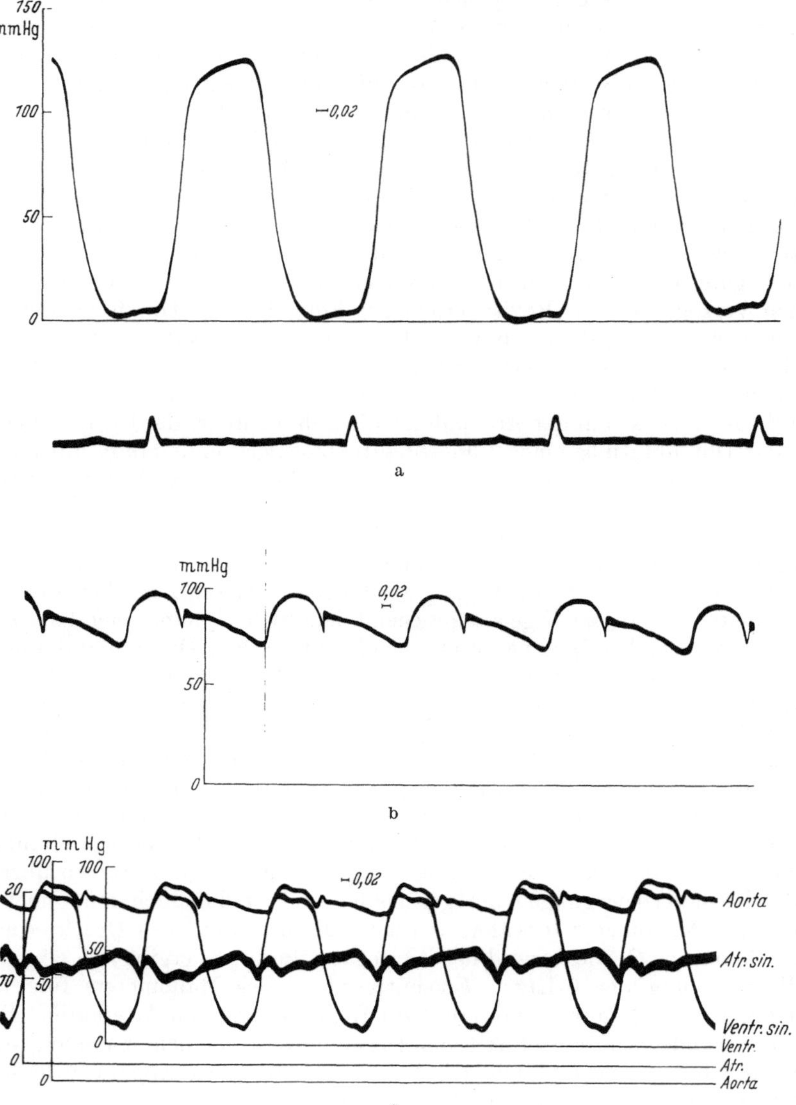

Abb. 4a—c. a) Druckablauf im linken Ventrikel und EKG beim Hund, Zeitschreibung 0,02 sec. — b) Druckablauf in der Aorta beim Hund. — c) Simultane Registrierung des Druckablaufes im linken Vorhof, im linken Ventrikel und in der Aorta beim Hund nach Laszt und Müller

Dämpfungs- und gelegentlich auch Resonanzeffekten bei etwa ± 5 mm Hg, so daß diese Meßwerte zahlenmäßig entsprechend abgerundet werden sollten.

Zum Abschluß dieses Kapitels zeigt Abb. 4 den Druckablauf im linken Ventrikel, wie er unter optimalen, für den Menschen nicht realisierbaren Meßbedingungen von A. Müller u. Mitarb. im Hundeversuch durch direkte Punktion registriert wurde.

Dieser Druckablauf dürfte in formaler Hinsicht der Wirklichkeit am nächsten kommen. Der Vergleich mit den entsprechenden Abbildungen in den folgenden Kapiteln zeigt die durch die für die Messungen beim Menschen notwendige Meßtechnik bedingten Unterschiede.

B. Die für Druckmessungen wichtigsten physiologischen Grundlagen der Hämodynamik des menschlichen Kreislaufes

I. Beziehungen zwischen Druck, Widerstand und Herzarbeit

Für die Förderung eines bestimmten Blutvolumens pro Zeiteinheit muß von der Muskulatur der Herzkammern rhythmisch ein Druck aufgebaut werden, dessen Höhe von 3 Faktoren abhängig ist:

1. Beschleunigung des Blutstromes
2. Elastischer Widerstand des Gefäßsystems
3. Strömungs- oder Reibungswiderstand im engeren Sinne in Abhängigkeit von der Viscosität des Blutes, des Querschnittes und der Länge des Gefäßsystemes.

Aus gefördertem Volumen pro Zeiteinheit und dem für die Bewegung notwendigen Druck ergibt sich die von der Herzmuskulatur zu leistende Arbeit pro Zeiteinheit. Der Faktor Beschleunigung des Blutstromes ist bei normalen Herzminutenvolumen so klein, daß er vernachlässigt werden kann. Die gegen die Gefäßelastizität zu leistende Arbeit geht definitionsgemäß nicht verloren, da sich während der Systole gedehnte Gefäße während der Diastole auf ihren ursprünglichen Durchmesser verkleinern und damit zur Fortbewegung des Blutstromes beitragen (Windkesselfunktion). Der Reibungswiderstand stellt den wichtigsten und unter physiologischen Bedingungen auch am meisten variablen Faktor dar. Er ist bei laminärer Strömung proportional zur Stromstärke, zur Länge des Gefäßsystemes sowie zur Viscosität des Blutes und umgekehrt proportional zum Querschnitt (s. auch Formel von HAGEN-POISEUILLE S. 3). Bei gegebener Länge und Viscosität kommt somit dem Querschnitt die entscheidende Bedeutung zu. Wird die Strömung wegen sehr hoher Strömungsgeschwindigkeiten turbulent, so verliert die Formel von HAGEN-POISEUILLE ihre Gültigkeit, der Reibungswiderstand nimmt dann nicht mehr proportional, sondern erheblich stärker zu. Die Voraussetzung für turbulente Strömung ist beim Menschen in den größeren Gefäßen nur unter pathologischen Bedingungen mit Stenosen gegeben. Der Strömungswiderstand hat einen Druckabfall zur Folge. Beim menschlichen Kreislauf erfolgt der wesentliche Druckabfall im Bereich der Arteriolen. Der Querschnitt dieses kurzen Gefäßabschnittes ist von ausschlaggebender Bedeutung für den gesamten Widerstand, was für den Körper- und Lungenkreislauf gilt. In diesem Gefäßabschnitt ist auch die wichtigste Regulationsmöglichkeit für den Strömungswiderstand lokalisiert. Querschnitt und Länge des Gefäßsystems entziehen sich der direkten Messung. Die Differenzierung der einzelnen Faktoren für den Blutdruck, wie Beschleunigung, Elastizität, Reibungswiderstand, laminäre und turbulente Strömung, stößt ebenfalls auf kaum zu überwindende Schwierigkeiten. Es ist deshalb vorteilhaft, alle diese Faktoren in den Begriff des Widerstandes einzubeziehen, der dann dem Quotienten der meßbaren Größen Druckdifferenz zu Stromstärke (Ohmsches Gesetz) entspricht.

$$\text{Widerstand} = \frac{P_1 - P_2}{\text{Vol./Zeit}}$$

Da die Strömung des Blutes nicht kontinuierlich, sondern bis in die Capillaren pulsatil erfolgt, stößt auch eine genaue Lokalisierung im Gefäßbett auf Schwierigkeiten. Es liegt deshalb nahe, den Strömungswiderstand auf das ganze Gefäßsystem zu beziehen und vom *vasculären Widerstand* zu sprechen, womit hinsichtlich Lokalisierung des kritischen Querschnittes wie auch der Frage wie weit laminäre oder turbulente Strömung vorliegt, nichts präjudiziert wird. Der vasculäre Widerstand des Körperkreislaufes entspricht somit der Druckdifferenz zwischen Aorta und rechtem Vorhof, dividiert durch das durch diesen Abschnitt geförderte Blutvolumen. Für den Lungenkreislauf ist die Druckdifferenz zwischen Art. pulmonalis und linkem Vorhof maßgebend. Die Angabe einer exakten Druckdifferenz ist nur mittels der entsprechenden Mitteldruckwerte möglich, womit die Kreislaufverhältnisse denen eines Systems mit konstantem Fluß angenähert werden und eine Unterscheidung in elastischen und Reibungswiderstand unmöglich wird.

Der Mitteldruck ist, wie bereits ausgeführt, mit einem Fehler von ± 2 mm Hg meßbar und damit für den Körperkreislauf sehr genau zu bestimmen. Für den normalen Lungenkreislauf ist aber mit diesem Fehler bereits eine prozentual erhebliche Fehlberechnung möglich. Die größere Fehlerquelle für die Berechnung des Widerstandes liegt aber in der relativ ungenauen Bestimmung des Herzminutenvolumens, ganz gleich, welche Methode hierfür angewendet wird. Bei der Messung des Herzminutenvolumens beim Herzkatheterismus mittels des Fickschen Prinzipes muß man auch bei Beachtung sehr strikter Untersuchungsbedingungen mit einem Fehler von 15—20% rechnen. Alle anderen Methoden (Farbstoffverdünnung, Isotopen, Wezler-Böger-Verfahren) geben keine größere Genauigkeit; ihre Genauigkeit wird, was Untersuchungen am Menschen betrifft, immer mit dem Vergleich zu den Resultaten der Bestimmung mittels Herzkatheterismus und Fickschen Prinzips zu beweisen versucht, letzteres Verfahren hat somit trotz der unbefriedigenden Genauigkeit die Bedeutung einer Eichmethode. Die Berechnung des Widerstandes ist unter Berücksichtigung dieser Fehlermöglichkeiten insbesondere für den normalen Lungenkreislauf etwas problematisch, andererseits wird die Berechnung mit Zunahme der Druckdifferenz und damit für pathologische Fälle mit pulmonaler Hypertonie zahlenmäßig genauer. Bei Berücksichtigung aller möglichen Fehlerquellen kann man sich fragen, ob man den vasculären Widerstand in physikalisch exakten Einheiten oder lediglich mit dem Quotienten Druckdifferenz zu Stromstärke angeben soll. Da aber die Fehler bei der Bestimmung des Druckes und vor allem des Herzminutenvolumens liegen, bietet die Angabe des Quotienten allein nicht den geringsten Vorteil, so daß die Angabe in der gebräuchlichen Einheit dyn sec cm^{-5} vorzuziehen ist. Besteht einmal im konkreten Fall der Eindruck, daß die gemessenen Druck- und Herzminutenvolumen-Werte falsch sind, bzw. zu weit von der möglichen Realität abweichen, so muß man logischerweise auf jede zahlenmäßige Angabe des Widerstandes verzichten. Mit der Umrechnung von mm Hg in dyn ergibt sich der Faktor 1332

$$\text{vasculärer Widerstand Körperkreislauf} = \frac{(\text{BAm} - \text{Adm}) \cdot 1332}{\text{HMV cm}^3/60} = \frac{(\text{BAm} - \text{Adm}) \cdot 80}{\text{HMV (l)}}$$

$$\text{vasculärer Widerstand Lungenkreislauf} = \frac{(\text{PAm} - \text{Asm}) \cdot 80}{\text{HMV (l)}}$$

BAm = Mitteldruck in der Aorta, praktisch identisch mit dem Mitteldruck in allen peripheren Arterien

Adm = Mitteldruck im rechten Vorhof
PAm = Mitteldruck in der Art. pulmonalis
Asm = Mitteldruck im linken Vorhof, praktisch identisch mit dem „Lungencapillardruck"
HMV = Herzminutenvolumen in Liter

Der so ermittelte Gesamtwiderstand setzt sich aus einer Reihe von parallel geschalteten Teilwiderständen zusammen. Hat z. B. jeder Lungenlappen für sich einen Widerstand von 500 dyn sec cm^{-5}, so ergibt sich für alle 5 Lappen zusammen 100 dyn sec cm^{-5}.

$$R \text{ (ges)} = \frac{\dfrac{R_1}{n} + \dfrac{R_2}{n} + \dfrac{R_3}{n} \text{ usw.}}{n}$$

$$(n = \text{Anzahl der Teilwiderstände})$$

Sind die Teilwiderstände hintereinander geschaltet, so ergibt sich eine Addition.

Die von den Herzkammern zu leistende Arbeit entspricht ohne Berücksichtigung der Beschleunigungsarbeit dem Produkt aus Druck mal gefördertem Volumen. Hinsichtlich Genauigkeit dieser Berechnungen gilt das bereits für die Widerstandsberechnung Gesagte. Für die Angabe in mkg muß von mm Hg auf mm H$_2$O (Faktor 13,6) umgerechnet werden:

$$\text{Arbeit des linken Ventrikels mkg} = \frac{\text{HMV (l)} \cdot (\text{BAm} - \text{Asm}) \cdot 13{,}6}{1\,000}$$

Für den rechten Ventrikel wird die Druckdifferenz (PAm—Adm) eingesetzt. Eine Reihe von Autoren berücksichtigte anfänglich auch das spezifische Gewicht des Blutes mit einem Faktor 1,055, womit sich für die Herzarbeit ein um 5,5% größerer Wert ergibt, was praktisch zu vernachlässigen ist. Grundsätzlich gehört aber das spezifische Gewicht nicht in die Formel, da dieser Faktor bereits in der Druckdifferenz enthalten ist.

Folgende Abbildung zeigt nomographisch die gegenseitigen Beziehungen zwischen Mitteldruck, Widerstand und Herzarbeit mit den physiologischen Normalbereichen für den Körper- und Lungenkreislauf, sowie für kleine und große Herzminutenvolumina in Ruhe und während der Arbeit.

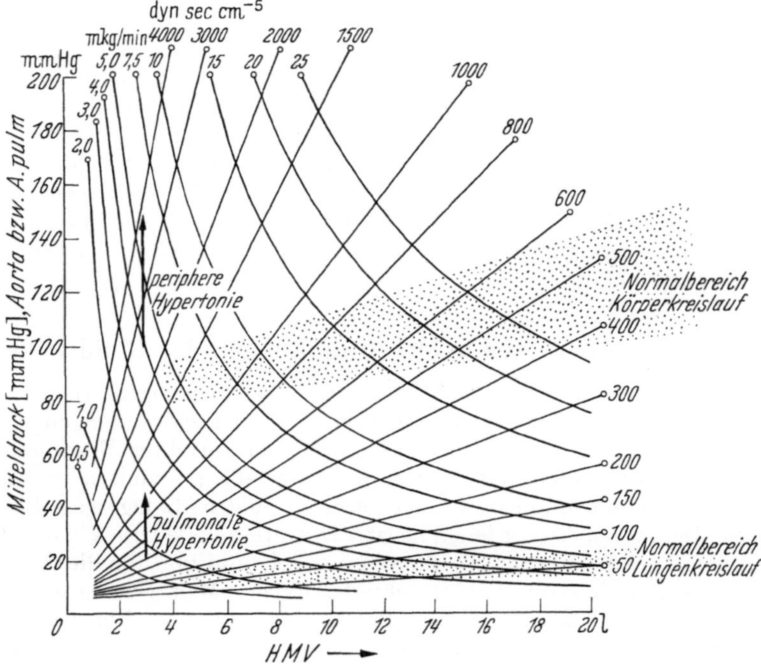

Abb. 5. Die gegenseitigen Beziehungen zwischen Herzminutenvolumen, Mitteldruck in der Aorta bzw. Art. pulmonalis, vasculären Strömungswiderstand und Herzarbeit mit den entsprechenden Normalbereichen für den Körper- und Lungenkreislauf

Daraus ergibt sich einmal, daß der vasculäre Widerstand des Körperkreislaufes und die vom linken Ventrikel zu leistende Arbeit normalerweise 6—8mal größer sind als die entsprechenden Werte für den Lungenkreislauf. Als zweiter wichtiger Befund ist zu entnehmen, daß bei einer Zunahme des Herzminutenvolumens während Arbeit der Widerstand in beiden Kreisläufen erheblich gesenkt wird und einen Minimalwert erreicht, der für beide Kreisläufe rund 50% des Ruhewertes beträgt. Ist der Widerstand hingegen fixiert, so steigt der Druck proportional zur Vergrößerung des Herzminutenvolumens an, was eine massive Zunahme der Herzarbeit voraussetzt. Dank der normalen Widerstandsabnahme ist die Drucksteigerung mit der Zunahme des Herzminutenvolumens eher gering. Die Normalwerte des Lungenkreislaufes sind heute sehr gut bekannt, die Streuung sowie die Altersunterschiede sind gering. Ein Mitteldruck in der Art. pulmonalis von über 20 mm Hg kann auch bei großem Herzminutenvolumen und damit ohne dessen Kenntnis als bereits pathologisch hoch bezeichnet werden. Die Streuung für den Körperkreislauf ist erheblich größer, dazu kommt eine größere Altersabhängigkeit. Ein Mitteldruck unter 70 mm Hg entspricht jedoch sicher immer einer Hypotonie und ein solcher von über 110 mm Hg unter Ruhebedingungen einer Hypertonie.

Die normalerweise erhebliche Abnahme des Widerstandes bei Vergrößerung des Herzminutenvolumens während Arbeit bedeutet auch, daß die Druckgradienten zwischen Aorta und rechtem Vorhof bzw. Art. Pulmonalis und linkem Vorhof nicht proportional zur Vergrößerung des Herzminutenvolumens, sondern viel weniger zunehmen. Mit einer Vergrößerung der Druckgradienten um etwa 50% kann das Herzminutenvolumen ungefähr verdreifacht werden.

Tabelle 2

	Aorta und periphere Arterien	re. Vorhof	Art. pulm.	li. Vorhof[1]
Mitteldruck mm Hg	75—95	etwa 1—3	12—17	4—6

[1] Linker Vorhof als „Lungencapillardruck“ gemessen 4—8.

Vorstehende Tabelle orientiert über die Normalwerte mit Streuung, wie sie für Ruhebedingungen gelten. Dabei ist zu bemerken, daß der Mitteldruck in den Vorhöfen — pathologische Fälle mit Klappenstenosen ausgenommen — jeweils dem diastolischen Füllungsdruck der betreffenden Ventrikel, und der Mitteldruck in der Aorta bzw. Art. pulmonalis dem systolischen Mitteldruck der betreffenden Kammern entspricht.

II. Respiratorisch bedingte Schwankungen des Blutdruckes

Wie bei der Besprechung des Mitteldruckes bereits ausgeführt, werden die Einflüsse der respiratorischen intrathorakalen Druckschwankungen, die sich normalerweise im negativen Bereich abspielen, bei korrekter Bestimmung des Mitteldruckes über mehrere Atemphasen bereits erfaßt und ändern an der Größe der bestimmten Druckgradienten unter normalen und pathologischen Bedingungen nichts. Der normalerweise leicht negative intrathorakale Druck in der Größenordnung von 2—3 mm Hg müßte allerdings durch Addition für die Angabe der intrakardialen Absolutwerte berücksichtigt werden. Man verzichtet allgemein auf diese Korrektur, da sie sich noch im Bereich des Fehlers der Blutdruckmessung befindet und für eine exakte Korrektur auch der intrathorakale Druck gemessen werden müßte. Werden die intrathorakalen respiratorischen Druckänderungen in pathologischen Fällen größer, so wird der Druck während der Exspiration auch immer positiv. Für die Druckgradienten ergibt sich auch unter diesen Bedingungen bei korrekter Bestimmung des Mitteldruckes kein Fehler, so daß alle Widerstandsberechnungen auch für diese Fälle gültig sind.

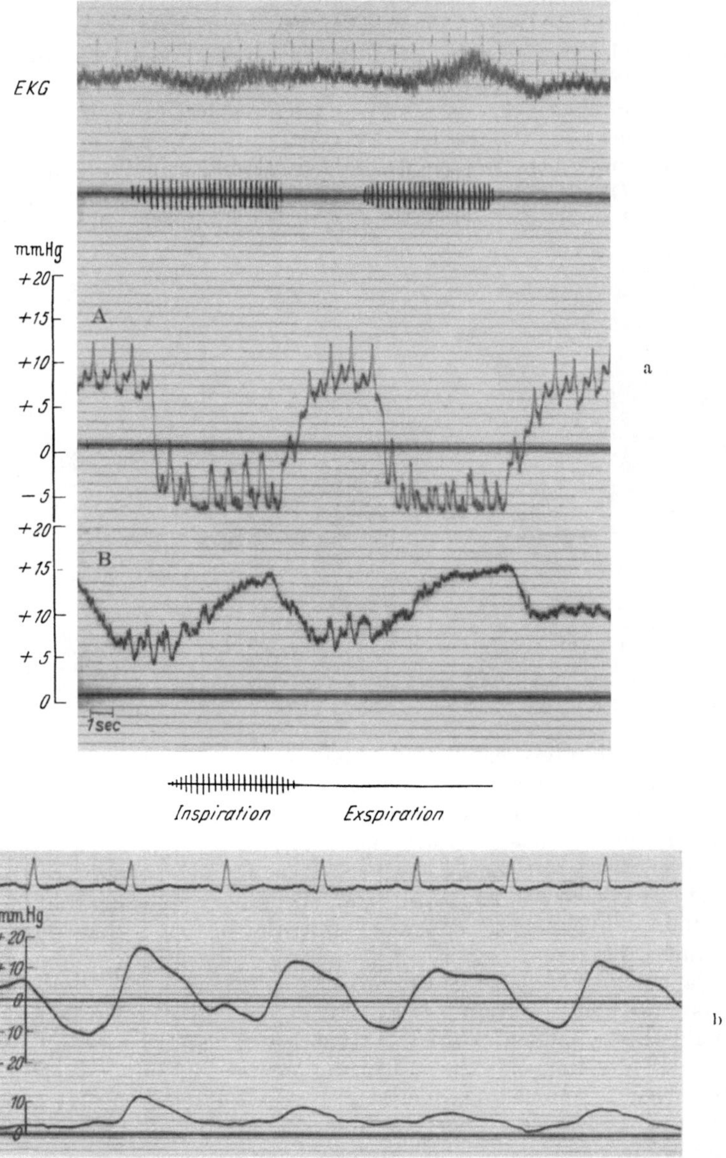

Abb. 6 a u. b. a. Respiratorisch bedingte Druckänderungen im rechten Vorhof A und unterhalb des Zwerchfelles in der unteren Hohlvene B bei Ruheatmung mit normaler Frequenz. — b. Respiratorisch bedingte Druckänderungen im rechten Vorhof und in der unteren Hohlvene bei stark gesteigerter Ventilation während Arbeit (Ventilation etwa 60 l/min). In beiden Beispielen sind die respiratorischen Druckschwankungen infolge eines obstruktiven Emphysems pathologisch vergrößert

Bisher wurden die intrathorakalen, respiratorischen Druckschwankungen nur in ihrer Bedeutung als Fehlerquelle für die Messung der Absolutwerte des Blutdruckes in den intrathorakal gelegenen Herz- und Gefäßabschnitten besprochen.

Diese respiratorischen Druckänderungen, die größenordnungsmäßig für die Hohlvenen, das rechte Herz und den Lungenkreislauf sowohl normalerweise als auch
für viele pathologische Zustände quantitativ nicht vernachlässigt werden können,
haben sicher auch eine hämodynamische Bedeutung. Während der Inspiration
ist der intrathorakale Druck immer (einzige Ausnahme intratracheale Überdruck-
beatmung) mehr oder weniger negativ. Der intraabdominale Druck unterhalb
des Zwerchfelles steigt jedoch während der Inspiration leicht an.

Die intrathorakalen und intraabdominalen respiratorischen Druckänderungen
begünstigen somit in idealer Weise den venösen Rückfluß aus dem Kopf und den
oberen Extremitäten einerseits und aus den unteren Extremitäten und Bauchraum
andererseits. Ob man allerdings das oft große Herzminutenvolumen bei bestimmten Lungenerkrankungen mit Cor pulmonale mit den in diesen Fällen immer

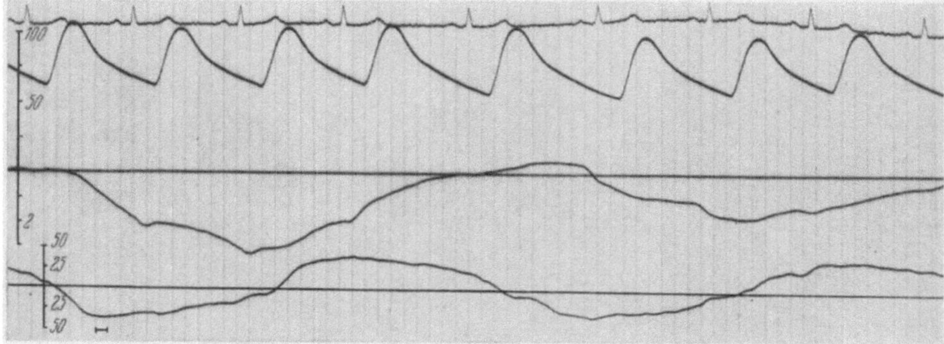

Abb. 7. *Respiratorische Arrhythmie.* Mäßige respiratorische Arrhythmie bei einer 33jährigen Patientin mit
normalem Herz- und Lungenbefund. Simultane Registrierung des Druckes in der Art. brachialis dext. (mm Hg)
und des Oesophagusdruckes (cm H$_2$O) sowie des Pneumotachogrammes, Eichung in cm^3 pro 0,1 sec, Zeitmarke
0,1 sec. Inspiration: Oesophagusdruck- und Pneumotachogramm-Ausschlag nach unten (EKG Ableitung II)

vergrößerten respiratorischen Druckänderungen erklären kann, bleibt zweifelhaft.
Die in diesen Fällen auch immer bestehende Hypoxämie dürfte mindestens einen
so großen Effekt auf die Regulierung des Herzminutenvolumens haben. Bei
künstlicher intratrachealer Beatmung (Respirator ENGSTRÖM, Poliomat usw.)
werden die respiratorischen intrathorakalen Druckschwankungen sehr klein,
trotzdem findet man bei derartigen Untersuchungen keine signifikante Abnahme
des Herzminutenvolumens (BÜHLMANN und Mitarb. 1956). Für den Lungenkreislauf können diese respiratorischen Druckänderungen keine große Bedeutung
haben, da ja das ganze Gefäßgebiet vom rechten bis zum linken Vorhof den gleichen
Schwankungen ausgesetzt ist. Bei obstruktiven Lungenerkrankungen (Asthma
bronchiale usw.) kann der intrathorakale und damit auch der intraalveoläre Druck
während der Exspiration stark positiv werden, größenordnungsmäßig handelt es
sich aber meist nie um mehr als 5—10 cm Wasser und somit weniger als 10 mm Hg.
Ob derartige Druckwerte über eine mit der Atmung synchrone, rhythmische
Capillarkompression Ursache von histologischen Gefäßveränderungen sein können,
scheint doch zweifelhaft, auch wenn man berücksichtigt, daß in diesen Fällen der
Druck während der Inspiration viel stärker negativ wird als normalerweise und
die gesamte auf die Gefäße wirksame respiratorische, rhythmische Druckänderung 20—25 mm Hg, im Asthmaanfall sogar noch erheblich mehr betragen
kann. Unbestritten ist selbstverständlich, daß mit dem Konfluieren von chronisch
überblähten Alveolen in diesen Fällen Alveolarcapillaren zugrunde gehen und
mit der Alveolaroberfläche auch die Capillaroberfläche reduziert wird. Der

Einfluß vergrößerter intrathorakaler respiratorischer Druckschwankungen auf die Druckwerte im Lungenkreislauf kommt in Abb. 42 u. 44 zur Darstellung.

Die bei Jugendlichen gelegentlich ausgesprochene respiratorische Arrhythmie zeigt sich bei der simultanen Registrierung des peripheren

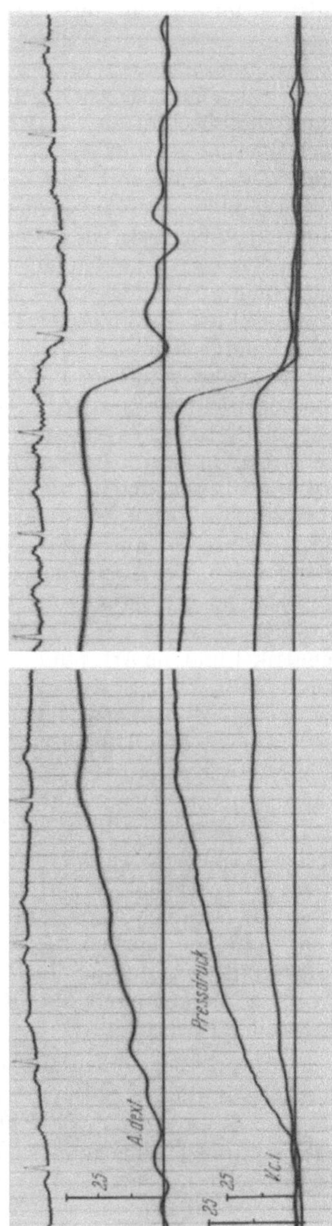
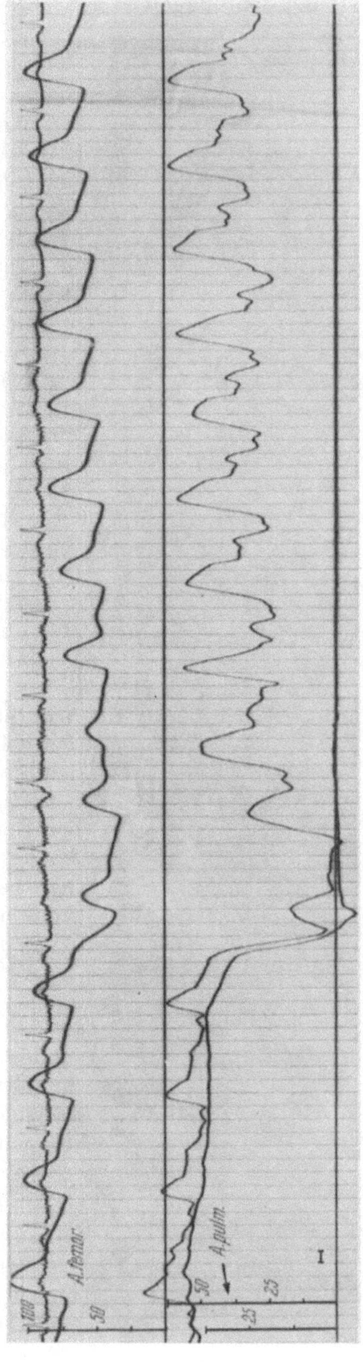

Abb. 8a. *Preßversuch.* A. Preßdruck und Druck im rechten Vorhof und in der unteren Hohlvene, Beginn und Ende des Preßversuches, Preßdruck mit größerer Empfindlichkeit registriert als der intravasale und intrakardiale Druck. B. Preßdruck und Druck in der Art. femoralis und Art. pulmonalis nach etwa 20 sec Pressen und plötzlicher Entlastung vom Preßdruck. (EKG Ableitung II, Zeitmarke 0,1 sec, was auch für alle folgenden Abbildungen gilt, sofern nicht anders vermerkt)

2*

arteriellen Druckes mit dem intrathorakalen Druck und der Atmung (Abb. 7) in einer Verlängerung der Diastolendauer mit Zunahme der Druckamplitude während des 2. Teiles der Exspiration. Der geringe Anstieg des systolischen Druckwertes entspricht ungefähr dem Anstieg des intrathorakalen Druckes.

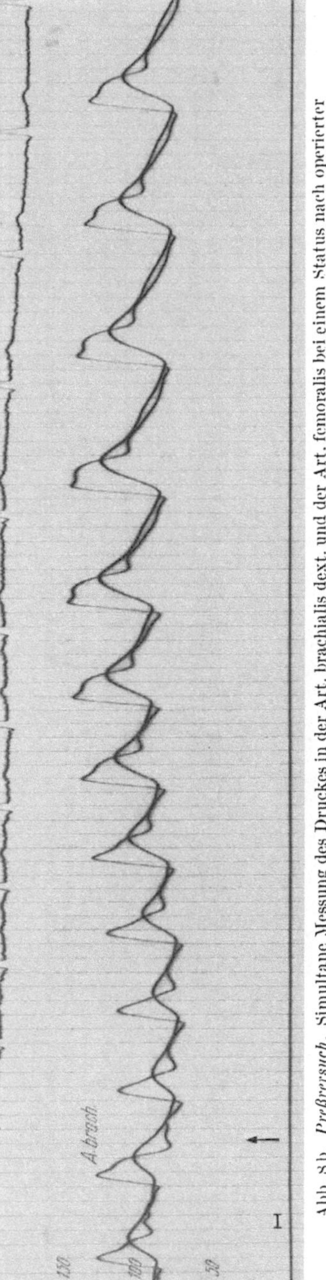

Abb. 8b. *Preßversuch.* Simultane Messung des Druckes in der Art. brachialis dext. und der Art. femoralis bei einem Status nach operierter Aortenisthmusstenose. Beim Pfeil plötzliche Entlastung vom Preßdruck

Im Zusammenhang mit den respiratorisch bedingten Druckänderungen soll noch kurz auf den Einfluß des Preßversuches (VALSALVA) auf den Blutdruck im großen und kleinen Kreislauf eingegangen werden. Es liegt auf der Hand, daß beim Pressen mit geschlossener Glottis primär in allen intrathorakal gelegenen Herz- und Gefäßabschnitten der Druck entsprechend dem erhöhten intrathorakalen Druck ansteigt. Dies gilt zum Teil auch für die intraabdominalen Gefäße, insbesondere für die untere Hohlvene, da beim Pressen das Zwerchfell im Gegensatz zu den Verhältnissen bei der Spontanatmung keine vollwirksame Barriere bildet. Als Folge des Pressens kommt es sekundär über eine Reduktion des Herzminutenvolumens infolge eines erschwerten venösen Rückflusses zu Änderungen des peripheren Blutdruckes wie auch des Druckes in der Art. pulmonalis. In den Hohlvenen, in den Lungenvenen und in den Vorhöfen bleibt der erhöhte Druck während des Pressens praktisch konstant, im rechten und linken Ventrikel sowie in der Aorta und in der Art. pulmonalis nimmt die Druckamplitude deutlich ab, doch liegt der Druck selber, was den rechten Ventrikel und die Art. pulmonalis betrifft, absolut immer über den Werten bei Spontanatmung. Bei einem schnellen Abbau des Preßdruckes sinkt der Druck in den peripheren Arterien und in der Art. pulmonalis kurzfristig auf einen sehr tiefen Wert, um dann relativ schnell mit sukzessiver Vergrößerung der Amplitude wieder die Ausgangswerte vor dem Pressen zu erreichen (s. Abb. 8a und 8b). Im rechten Vorhof und in der unteren Hohlvene normalisiert sich der Druck sofort mit Beendigung des Preßdruckes (s. Abb. 8a). Oft nimmt die Pulsfrequenz während des Pressens zu.

Auf die Bedeutung der Diastolendauer und damit Füllungszeit für die Amplitudengröße wird noch bei der Besprechung von Extrasystolen und Arrhythmien eingegangen. Der Druck in den peripheren Venen steigt während des Pressens ebenfalls relativ schnell, am schnellsten und gut sichtbar am Hals an. Als Kreislauftest wurde der Preßversuch, bei

dem zudem meist nur der Blutdruck im Körperkreislauf und die Pulsfrequenz
kontrolliert wird, oft überwertet. Es gibt keine für eine bestimmte pathologische Kreislaufsituation typischen und regelmäßig reproduzierbare Reaktionen.

III. Druckdifferenzen in Abhängigkeit zur Topographie der Meßstelle, Bedeutung der Körperhaltung

Wie bereits erwähnt, ist der Strömungswiderstand zur Hauptsache auf das
Gebiet der Arteriolen und Capillaren lokalisiert; das bedeutet, daß der Druck
in der Aorta und in allen Arterien praktisch gleich ist. Aus technischen Gründen
ist uns die Messung in kleineren Arterien als der Art. ulnaris nicht möglich.
Die Feststellung eines in allen Arterien gleichen Druckes gilt deshalb streng
genommen nur für die Gefäße bis zu dieser Größenordnung. Die Druckgleichheit
betrifft vor allem den Mitteldruck innerhalb des Meßfehlers von ± 2 mm Hg.
Eine Druckdifferenz im Mitteldruck von mehr als 6 mm Hg ist pathologisch und
weist auf eine leichte Stenosierung im betreffenden Gefäßabschnitt hin. Voraussetzung ist selbstverständlich, daß sich die Manometermembranen in genau
gleichem Niveau befinden, damit sich keine Unterschiede infolge unterschiedlicher
statischer Drucke ergeben. Die Druckamplitude und damit die systolischen und
diastolischen Endwerte sind in der Aorta und in den Arterien der Größenordnung
Art. brachiales und femorales, in denen man normalerweise den Druck direkt
mißt, ebenfalls praktisch gleich innerhalb der Fehlergröße von etwa ± 5 mm Hg.

Die gelegentlich mit der Manschettenmethode festgestellte und als normal
bezeichnete Druckdifferenz zwischen rechtem und linkem Arm läßt sich bei
direkter Druckmessung nicht bestätigen, sie ist auf druckunabhängige Phänomene
der Gefäßauskultation bei Stauentlastung zurückzuführen. Eine mit der direkten
Blutdruckmessung feststellbare signifikante Druckdifferenz zwischen beiden
Armen beweist eine Stenosierung der entsprechenden Art. subclavia bzw.
axillaris oder brachialis, entsprechende Beispiele finden sich im Kapitel über
Aortenfehler.

Wie bereits im Kapitel über die Methodik der direkten Blutdruckmessung
ausgeführt, wird der Blutdruck im Körper- und Lungenkreislauf in der Regel am
liegenden Menschen gemessen und die Mitte der Vorhöfe bzw. der Abgang von
Aorta und Art. pulmonalis als 0-Punkt genommen. Entsprechend dem geringen
sagittalen Durchmesser sind die Korrekturen für den zusätzlichen oder abzüglichen statischen Druck an den verschiedenen Körperstellen praktisch zu vernachlässigen, sie müssen aber im Lungenkreislauf bei Bestimmung des „Lungencapillardruckes" berücksichtigt und als Fehlerquelle ausgeschaltet werden. Die
Verhältnisse ändern sich beim sitzenden oder stehenden Menschen in doppelter
Hinsicht. Erstens addiert sich zum dynamischen Druck der statische der Blut-
säule, am Fuß bei einem normal großen Menschen in der Größenordnung von
etwa $+ 100$ mm Hg und im Kopf von etwa $- 30$ mm Hg für die arterielle Seite.
Dazu kommen hämodynamische Reaktionen zur Anpassung an diese zwischen
Liegen und Stehen sehr unterschiedlichen statischen Druckverhältnisse. Die
Orthostasereaktion mit einem Druckabfall im Kopf und entsprechenden cerebralen
Ausfällen wegen Mangeldurchblutung stellt eine ungenügende oder pathologische
Anpassung an derartig veränderte bzw. wechselnde statische Verhältnisse dar.
Mit den sogenannten Ganglienblockern können die physiologischen Anpassungs-
regulationen unterdrückt bzw. massiv reduziert und schwere Orthostasereaktionen
ausgelöst werden (siehe Kapitel Hypertonie). Um Mißverständnisse zu vermeiden,
soll betont werden, daß unabhängig vom Ort der Druckabnahme (Kopf, Fuß,

Arm, Lage der Sondenspitze in der Lungenperipherie) und auch Körperhaltung immer der richtige „dynamische" Blutdruck gemessen wird, sofern sich das Manometer in korrekter 0-Lage, d. h. in Herzhöhe befindet.

IV. Zeitliche Beziehungen zwischen Druckablauf, EKG, Herztönen und Pulskurven

Es ist praktisch nicht möglich, genaue Angaben über die zeitlichen Verhältnisse zwischen den gemessenen Druckabläufen und dem EKG sowie den Herztönen zu machen. Letztere werden praktisch latenzzeitlos übertragen und registriert,

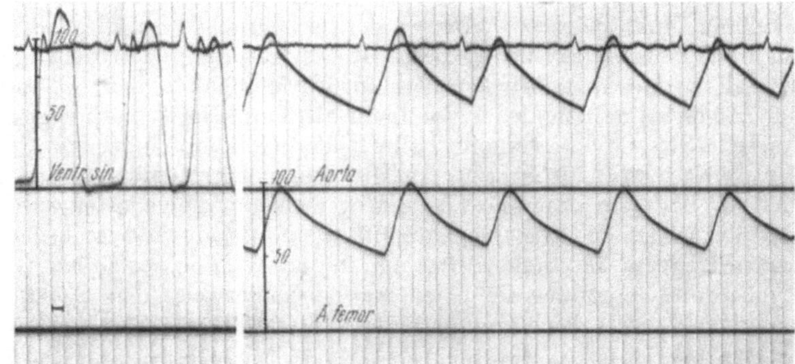

Abb. 9. Druck im linken Ventrikel sowie simultane Druckmessung in der Aorta durch eine Herzsonde und in der Art. femoralis durch eine Arterienkanüle. Der zeitliche Unterschied beträgt etwa 0,1 sec

für die Druckkurven sind Einstellzeit des Meßsystems sowie Ort der Druckabnahme von kritischer Bedeutung. Für den arteriellen Druck ergibt sich zwischen Aorta über den Klappen und Art. femoralis bei normaler Pulsfrequenz ein zeitlicher Unterschied in der Größenordnung von 0,08 sec (s. Abb. 9). Zwischen

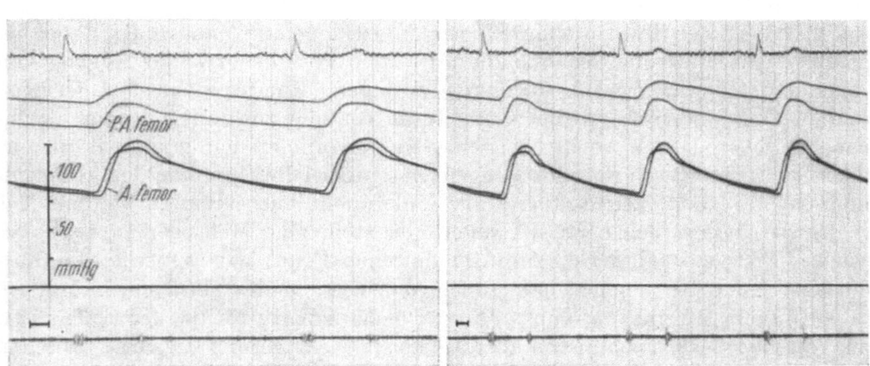

Abb. 10. Simultane Registrierung von EKG, Pulskurve über der Art. brachialis und femoralis, Druck in der Art. brachialis und femoralis sowie Herzschall. A. schnelle Papiergeschwindigkeit, B. normale Papiergeschwindigkeit

Art. brachialis und Art. femoralis besteht oft gar keine zeitliche Verzögerung, sie ist kleiner als 0,05 sec. Die Druckmaxima fallen in der Regel mit dem Ende der T-Welle des EKG und dem 2. Herzton überein. Wird die Pulskurve in gleicher Höhe aufgenommen, so fällt diese mit der Druckkurve zeitlich zusammen. Bei der Messung durch die Herzkathetersonde fällt das Druckmaximum in der

Art. pulmonalis ungefähr mit dem Beginn der T-Welle im EKG zusammen. Bei simultaner Messung des Druckes in der Art. pulmonalis durch eine mehr als meterlange Sonde und des Druckes in der Art. brachialis oder femoralis durch eine wenige Zentimeter lange Kanüle ergibt sich für letzteren eine Verspätung in der Größenordnung von etwa 0,1 sec. Der Druckanstieg im rechten Ventrikel fällt bei Messung durch die Sonde ungefähr mit der S-Zacke des EKG zusammen. Der zeitliche Unterschied zur direkten Messung durch eine Kanüle ist also sehr klein (s. Abb. 4a). Die Schnelligkeit des Druckanstieges in der Art. pulmonalis, in der Aorta sowie in den peripheren Arterien ist natürlich von der Pulsfrequenz und der Druckamplitude abhängig und liegt zwischen 0,08—0,18 sec. Bei simultaner Messung des Druckes in der Aorta und im linken Ventrikel bzw. in der Art. pulmonalis und im rechten Ventrikel fallen beide Kurven während des Druckanstieges im Laufe der Austreibungsphase überein (s. Abb. 9 u. 11). Dies gilt aber nur für normale Pulsfrequenzen und Schlagvolumina. Bei sehr großem und in kurzer Zeit ausgeworfenem Schlagvolumen, z. B. während größerer körperlicher Arbeit ergibt sich in dieser Beziehung eine leichte Differenz.

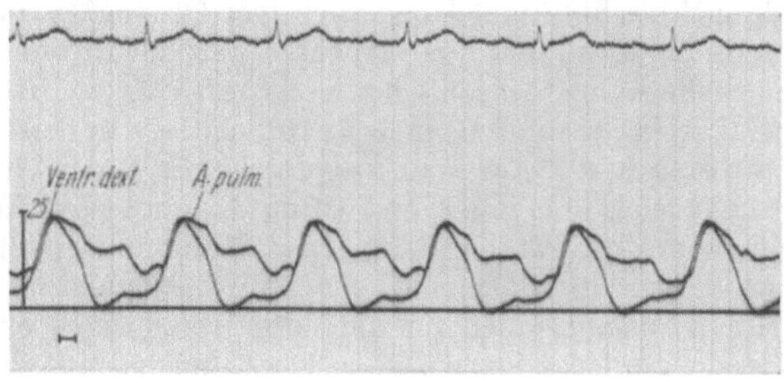

A

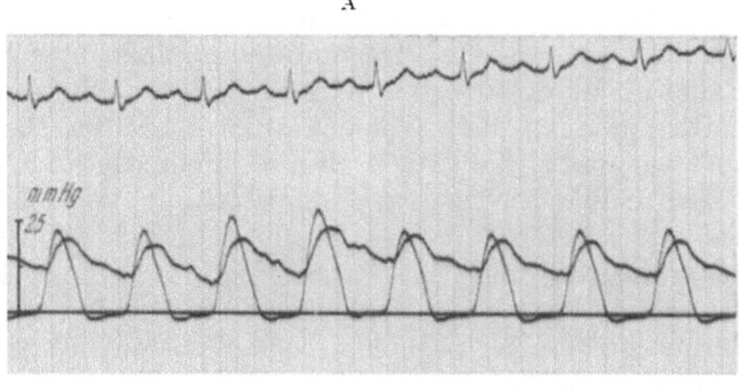

B

Abb. 11. Simultane Registrierung des Druckes in der Art. pulmonalis und im rechten Ventrikel. A. Ruhe mit normalen Herzminutenvolumen, B. Körperliche Arbeit mit erheblich gesteigerten Herzminutenvolumen

V. Hämodynamische Definition der Herzinsuffizienz

Im Rahmen dieser Arbeit kann es sich nicht darum handeln, auf alle die Herzinsuffizienz betreffenden Probleme einzugehen. Das Wort Herzinsuffizienz wird im deutschen medizinischen Sprachgebrauch unterschiedlich, meist aber in einem bestimmten, nicht alle Formen des Herz- und Kreislaufversagens einschließenden Sinn gebraucht. Der Begriff fällt oft mit dem der Dekompensation zusammen, die von Hegglin als die hämodynamische Form der energetischen Form der Insuffizienz gegenübergestellt und im Englischen meist als "congestive heart failure" bezeichnet wird. Dieser Begriff wird allerdings von einigen Autoren, z. B. P. Wood, nur für die Dekompensation des rechten Ventrikels mit Stauung im Körperkreislauf benutzt. Ein hämodynamischer Zusammenbruch als Folge eines Herzinfarktes oder einer gestörten Reizbildung bzw. -überleitung, Kammerflimmern usw. mit schwersten Symptomen und oft tödlichem Ausgang wird allgemein nicht als Herzinsuffizienz im Sinne der hämodynamischen Dekompensation bezeichnet. Auch zirkulatorische Störungen mit Hirnanämie und entsprechenden Symptomen oder auch eine schlechte coronare Durchblutung bei

Herzklappenfehlern mit sehr kleinem Schlagvolumen z. B. bei schweren Aortenstenosen fallen ebenfalls in der Regel nicht unter den Begriff der Herzinsuffizienz. Mit dieser Bezeichnung wird meistens eine ganz besondere hämodynamische Situation gemeint, die gerade nicht durch eine massive Senkung des Herzminutenvolumens und damit zusammenhängend schweren akuten Symptomen wegen Mangeldurchblutung lebenswichtiger Organe charakterisiert ist, man denkt vielmehr an einen während längerer Zeit möglichen Zustand. Auch der Kollaps, zweifellos eine bedrohliche Kreislaufsituation, ist nicht im Begriff der Herzinsuffizienz enthalten, auch wenn das Herz in diesen Fällen sekundär immer mitbetroffen wird. Auf WOLLHEIM geht die Bezeichnung und Einteilung der Herzinsuffizienz in „Plus- und Minusdekompensation" zurück. Letztere gilt für Zustände mit Einschränkung des Herzminutenvolumens ohne Vermehrung der zirkulierenden Blutmenge, als Extremzustand z. B. das Kammerflattern oder -flimmern, aber auch für die Verhältnisse nach einem frischen Herzinfarkt. Die Plusdekompensation würde sich weitgehend mit dem "congestive heart failure", der Herzinsuffizienz mit Stauung, decken. Hier kann das Herzminutenvolumen im Gegensatz zur Minusdekompensation vergrößert sein, was aber nicht immer der Fall ist. Da das Herzminutenvolumen und Schlagvolumen auch in diesen Fällen bei vergrößertem zirkulierendem Blutvolumen vermindert sein kann, befriedigt auch diese Nomenklatur mit Unterscheidung in Plus und Minus, die sich auf das zirkulierende Blutvolumen wie auch auf das Herzminutenvolumen bezieht, nicht. Nicht ganz identisch mit dieser Einteilung ist die im englischen Schrifttum eine Zeit lang häufig gebrauchte Bezeichnung und Unterscheidung in "forward" und "backward" failure. Diese Begriffe beziehen sich streng genommen gar nicht auf das Herz und den Kreislauf, sondern auf die Symptome der als Folge einer pathologischen Kreislaufsituation geschädigten Organe. Eine ungenügende Nierendurchblutung, was zur Urämie, Natriumretention und zum Auftreten von renalen Ödemen führen kann, ist beim Fehlen einer Stauung im Körperkreislauf Ausdruck eines forward failure als Folge eines massiv reduzierten Herzminutenvolumens. Häufiger ist die Nierenfunktionsstörung wie auch die Schädigung der Leberfunktionen aber das Zeichen eines backward failure als Folge einer schweren Stauung im Körperkreislauf bei einem behinderten venösen Rückfluß wegen Tricuspidalfehlern, Pericarditis adhaesiva constrictiva und schließlich Insuffizienz der rechten Herzkammer. Beispiel eines reinen forward failure wären die neurologischen Symptome z. B. ADAMS-STOKES' Anfälle während einer massiven Senkung des Schlagvolumens z. B. bei Aortenstenosen und Reizleitungsstörungen. Das erwähnte Beispiel der Niereninsuffizienz zeigt, daß sich forward und backward failure, nämlich kleines Herzminutenvolumen und Stauung, in ihrer Bedeutung für die Organfunktion sehr gut kombinieren können. Diese Begriffe bieten deshalb weder für die Definition noch für die Einteilung der Herzinsuffizienz Vorteile, sie ermöglichen lediglich eine generelle Unterteilung der sekundären Organschädigungen als Folge einer Herzinsuffizienz oder eines Kreislaufversagens nach hämodynamischen Gesichtspunkten, wobei noch zu berücksichtigen ist, daß das Myokard selber auf eine verminderte Durchblutung sehr empfindlich ist und das Opfer eines forward failure werden kann.

Wenn man die zahlreichen, z. T. ganz verschiedenartigen Ursachen eines Kreislaufversagens im weitesten Sinne berücksichtigt, scheint eine alle Faktoren und Möglichkeiten enthaltende, logische und konsequente Definition der Herzinsuffizienz nur möglich, wenn man die Pathophysiologie der Herzmuskelfaser selber, insbesondere ihren Stoffwechsel, in den Mittelpunkt stellt, was aber mit den heutigen in der Klinik zur Verfügung stehenden Untersuchungsmethoden nur zu einem kleinen Teil möglich ist. Geht man aber von bestimmten hämodynamischen Gesichtspunkten und direkt meßbaren wie auch klinisch relativ leicht erfaßbaren Werten aus, so scheint doch eine befriedigende hämodynamische Definition der Herzinsuffizienz möglich, sofern jede Form des Herz- und Kreislaufversagens als Folge einer akuten Schädigung der Herzmuskulatur und der Kreislaufregulation (Kollaps) aus diesem Begriff ausgeschlossen wird. Mit diesem Ausschluß vereinfacht sich das Problem erheblich, indem nicht eine kontraktionsunfähige sondern eine sich wegen verschiedenen Gründen aber immer unter gleichen charakteristischen hämodynamischen Bedingungen kontrahierende Herzmuskulatur in den Vordergrund gestellt wird. Das pathophysiologische Kriterium wäre die gedehnte, bereits während der Diastole unter einer erhöhten Vorspannung stehende Herzmuskelfaser und damit schließlich der erhöhte diastolische Füllungsdruck und die Vergrößerung der Restblutmenge. Die am Ende der Systole im Ventrikel verbleibende Restblut- oder Residualblutmenge beträgt beim Erwachsenen $80-100$ cm^3 und ist damit in Ruhe etwa $1-1,5$ mal so groß wie das Schlagvolumen. Im Falle der Insuffizienz kann sich diese Relation sowohl für den rechten als auch den linken Ventrikel ganz massiv ändern und beträgt, um ein extremes Beispiel anzuführen, bei einem Restblutvolumen von 500 cm^3 und einem Schlagvolumen von 40 cm^3 12,5, also mehr als das Zehnfache der normalen Relation. Es ist deshalb nicht möglich, diese Verhältnisse direkt mit den bekannten Starling-Kurven zu vergleichen. Diese Kurven ergeben für einen bestimmten Bereich eine Zunahme der Herzleistung, wenn diastolischer Anfangsdruck und Restblutvolumen erhöht werden; die Herzleistung nimmt dann wieder ab, sobald eine kritische Grenze überschritten wird. Diese in der Starling-Kurve zur Darstellung kommenden Verhältnisse treffen für die Vergrößerung des Herzminutenvolumens bei körperlicher Arbeit unter normalen Bedingungen zu. Im Falle der Insuffizienz haben das Restblut wie auch der diastolische Füllungsdruck ganz andere Dimensionen und die energetische Leistung der betreffenden Kammermuskulatur ist nicht größer, sondern kleiner. Ein Teil der vom Ventrikel zu leistenden Arbeit wird bei der Herzinsuffizienz vom betreffenden Vorhof und über das ganze rückwärts liegende Kreislaufgebiet vom anderen Ventrikel übernommen, in dem Sinn, daß die Ventrikelmuskulatur für die Förderung eines gegebenen Schlagvolumens eine kleinere Druckdifferenz erzeugen muß als bei einem normalen diastolischen Füllungsdruck. Erhöhung des diastolischen Füllungsdruckes bedeutet aber auch Druckanstieg im entsprechenden Vorhof und in den in ihn einmündenden Venen. Der direkt meßbare oder klinisch gut beurteilbare erhöhte Venendruck und damit die Stauung wären nach dieser Definition die entscheidenden Kriterien der Herzinsuffizienz, dabei kann das Herzminutenvolumen normal, vergrößert oder vermindert sein. Die Reserven für eine Vergrößerung des Herzminutenvolumens bei körperlicher Belastung sind aber immer eingeschränkt, doch stößt es auf große Schwierigkeiten, diese Einschränkung der Reserven quantitativ zu erfassen; denn auch das insuffiziente Herz ist in der Lage, das Herzminutenvolumen zu vergrößern. Ein behinderter venöser Rückfluß, z. B. wegen Klappenstenosen zwischen Vorhöfen und Herzkammern, muß abgegrenzt werden, da in diesen Fällen der erhöhte Druck in den zuführenden Venen und im Vorhof nicht einem erhöhten diastolischen Füllungsdruck im Ventrikel entsprechen muß. Diese hämodynamische Definition der Herzinsuffizienz ist für beide Herzkammern in gleicher Weise anwendbar. Die Insuffizienz kann einen oder beide Ventrikel gleichzeitig betreffen, die Insuffizienz des einen beeinflußt den anderen und kann sekundär zu dessen Insuffizienz führen.

Entsprechend den großen physiologischen Unterschieden zwischen Lungen- und Körperkreislauf ergeben sich auch wichtige und klinisch bedeutsame Unterschiede zwischen der Insuffizienz des rechten und der des linken Ventrikels.

Die Kapazität des Lungenkreislaufes ist volumenmäßig sehr klein. Das Blutvolumen in den Lungen kann bei einer venösen Rückstauung nur um wenige 100 cm³ zunehmen, es beträgt immer nur einen kleinen Bruchteil des gesamten zirkulierenden Blutvolumens wie auch des Herzminutenvolumens. Die Transsudation von Blutflüssigkeit wegen eines zu hohen intravasalen Druckes, das Lungenödem, stellt immer einen sehr bedrohlichen Zustand dar, weil es den Gasaustausch der Lunge und damit eine lebenswichtige, zentrale Funktion schwer beeinträchtigt. Die Kapazität des Körperkreislaufes ist viel größer, er kann bei einer Stauung mehrere Liter aufnehmen, was dann eine beträchtliche Verschiebung der Flüssigkeitsbilanz bedeutet und entsprechende Regulationsvorgänge der für den Flüssigkeits- und damit auch Elektrolythaushalt wichtigen Organe voraussetzt. Der Austritt von Blutflüssigkeit im Körperkreislauf, das Gewebeödem und der Stauungsascites haben im Gegensatz zum Lungenödem keine akute bedrohliche Bedeutung; trotzdem werden die der Stauung unterworfenen Organe, insbesondere Leber und Niere, in ihrer Funktion ungünstig beeinflußt. In diesem Zusammenhang soll noch darauf hingewiesen werden, daß der Nachweis eines erhöhten Aldosteronspiegels im Blut bzw. einer erhöhten Aldosteronproduktion nicht mit einer Herzinsuffizienz gleichgesetzt bzw. als erstes Symptom interpretiert werden darf. Auch ohne Myokardschädigung und Herzinsuffizienz kommt es z. B. bei der Tricuspidalstenose oder der Kompression einer Hohlvene mit der Einflußstauung wie auch bei der Lebercirrhose zu einer Erhöhung der Aldosteronausscheidung im Urin. Andererseits soll hier erwähnt werden, daß der Einfluß der Leber auf den Kreislauf, wie er von REIN postuliert wird, im Zusammenhang mit der Herzinsuffizienz noch völlig unklar ist. Bemerkenswert ist, daß Kranke mit einer äthylischen Lebercirrhose praktisch nie an einer Hypertonie leiden.

Entsprechend den physiologischen Unterschieden zwischen Lungen- und Körperkreislauf hinsichtlich vasculären Widerstandes und Blutdruckes wird bei einer Insuffizienz des linken Ventrikels der rechte durch den erhöhten Druck im Lungenkreislauf immer beträchtlich zusätzlich belastet, so daß er sekundär insuffizient werden kann. Die zusätzliche Belastung der linken Herzkammer bei einer Rechtsinsuffizienz hat quantitativ immer untergeordnete Bedeutung, so daß es auf diesem Weg höchst selten zu einer sekundären Linksinsuffizienz kommt.

Akzeptiert man diese hämodynamische Definition der Herzinsuffizienz, so ergeben sich auch hinsichtlich der ätiologischen Klassifizierung keine Schwierigkeiten. Es lassen sich zwei Hauptgruppen unterscheiden:

1. Insuffizienz wegen chronischer Überbelastung einer primär normalen Muskulatur, d. h. primär pathologische Kreislaufverhältnisse im Bereich der Gefäße.

2. Insuffizienz wegen direkter Schädigung der Herzmuskulatur bei primär normalen Kreislaufverhältnissen.

In die erste Gruppe gehört die Insuffizienz oder Dekompensation des entsprechenden Ventrikels bei Aorten- bzw. Pulmonalstenosen, bei Widerstandshochdruck im entsprechenden Kreislaufgebiet sowie bei chronisch erhöhtem Fördervolumen aus verschiedenen Ursachen wie Klappeninsuffizienz (Aorta, Pulmonalis, Mitralis und Tricuspidalis), schwere Anämie, Hyperthyreose, Beri-Beri und pathologischen arteriovenösen Verbindungen (shunts) im Lungen- und Körperkreislauf oder intrakardial. Diese Gruppe betrifft, sofern es sich um Klappenfehler oder um einen Widerstandshochdruck handelt, primär immer nur einen Ventrikel; die rechte Herzkammer kann sekundär insuffizient werden. Bei chronisch erhöhtem Herzminutenvolumen wegen schwerer Anämie, Hyperthyreose und shunts ergibt sich in der Regel eine erhöhte Belastung beider Herzkammern. In die zweite Hauptgruppe sind alle den Myokardstoffwechsel beeinträchtigenden oder das Myokard direkt schädigenden ätiologischen Faktoren einzuordnen, also

z. B. Hypoxie des Myokard wegen schlechter coronarer Durchblutung oder auch schwerer arterieller Hypoxämie aus pulmonalen Gründen, schwere Störungen im Eiweiß- und Elektrolytstoffwechsel sowie direkte infektiöse und toxische Schädigungen des Myokards. Bei diser zweiten Hauptgruppe handelt es sich in der Regel um eine das Myokard beider Ventrikel betreffende Schädigung, so daß sich meistens auch eine gleichzeitige Insuffizienz beider Kammern ergibt, wenn auch die Insuffizienz des wegen der größeren Muskelmasse und der physiologisch größeren Belastung empfindlicheren linken Ventrikels klinisch im Vordergrund steht. Selbstverständlich ergeben sich oft Überschneidungen zwischen diesen beiden Hauptgruppen, so z. B. wenn wegen einer Aortenstenose oder einer schweren Hypertonie die ohnehin hypertrophische und deshalb besonders empfindliche Kammermuskulatur auch noch ungenügend durchblutet wird.

Für die Beurteilung ist nun wichtig zu wissen, von welchem diastolischen Füllungsdruck bzw. Venendruck an von einer Insuffizienz des betreffenden Ventrikels gesprochen werden darf. Die Normalwerte wurden bereits besprochen, von diesen ausgehend muß ein Druck in den Lungenvenen von über 10 mm Hg bei korrekter Messung (0-Lage usw.) bereits als leichte Lungenstauung und bei Ausschluß eines Mitralvitiums oder einer Lungenvenenkompression als leichte Linksinsuffizienz interpretiert werden. Die obere Grenze liegt bei 35—40 mm Hg, bei höheren Druckwerten kommt es zum Lungenödem. Für den rechten Ventrikel darf bereits ein diastolischer Füllungsdruck und damit Venendruck von über 6 mm Hg als pathologisch und Zeichen eines behinderten venösen Rückflusses angesehen werden. Hier ist die Messung in korrekter 0-Lage noch wichtiger. Selbstverständlich muß auch hier ein unbehinderter Rückfluß in den Venen selbst und durch die Tricuspidalis gesichert sein, ehe ein erhöhter Venendruck mit einem erhöhten diastolischen Füllungsdruck und damit mit einer Insuffizienz des rechten Ventrikels gleichgesetzt werden darf. Die obere Grenze für den Druck liegt bei 30—40 mm Hg. Als sehr gute und klinisch einfachste Methode für dieAbschätzung des Venendruckes ist die Kontrolle, in welcher Höhe über dem Herzen sich die beim Hängen gefüllten, sichtbaren Handvenen entleeren, zu erwähnen.

C. Druckmessung im Körperkreislauf

I. Vergleich der direkten Messung mit der Manschettenmethode, Grenzen der indirekten Blutdruckmessung

Sobald einmal in größerem Rahmen routinemäßig der Blutdruck im Körperkreislauf direkt gemessen wird, stellt sich zwangsläufig die Frage, wie die direkt gewonnenen Werte mit denen der üblichen indirekten Messung (v. RECKLINGHAUSEN, RIVA-ROCCI) mittels Staumanschette und Gefäßauskultation übereinstimmen. Für einen sinnvollen Vergleich ist zu fordern, daß die indirekte Messung in gleicher Position, also in der Regel liegend, sowie möglichst simultan durchgeführt wird, wobei eine Quecksilbersäule und nicht ein Membranmanometer zu verwenden ist. Bei der Dekompression sind 3 Werte festzuhalten: 1. Hörbarwerden des Tones als systolischer Wert, 2. Schwächerwerden des Tones, 3. Verschwinden des Tones, wobei zwischen den beiden letzteren der diastolische Wert liegt. Entsprechende Vergleiche bei kreislaufgesunden erwachsenen Versuchspersonen ergeben eine gute Übereinstimmung mit einer Streuung von etwa ± 10 mm Hg, was bei Berücksichtigung der Summation aller Fehlermöglichkeiten beider Methoden als sehr gut bezeichnet werden kann. Bei Kindern ergeben sich allerdings oft größere Differenzen. Meist liegt der mit der Staumanschette und Auskultation gemessene Wert etwas über dem der direkten Messung, da die

Stauung zu einer leichten Erhöhung des Druckes führt (Staudruck, A. MÜLLER).
Mißt man proximal der Staumanschette z. B. am Bein, so beobachtet man gelegentlich während der Stauung eine leichte Abnahme der Druckamplitude mit
Ansteigen des diastolischen Druckes, insbesondere wenn man beide Oberschenkel
staut und damit den venösen Rückfluß zum Herz in einer nicht mehr ganz zu
vernachlässigenden Weise verkleinert. Es liegt auf der Hand, daß diese durch die
Stauung bedingte Fehlerquelle bei Messungen am Arm viel kleiner ist. Die
Abweichungen zwischen direkter und indirekter Druckmessung sind über einen
großen Bereich praktisch gleich, d. h. die Unterschiede und damit die Fehler der
indirekten Messung werden bei hohen Blutdruckwerten nicht systematisch größer,
wie es von einigen Autoren mitgeteilt wurde [WIESENDANGER (1958)]. Für die

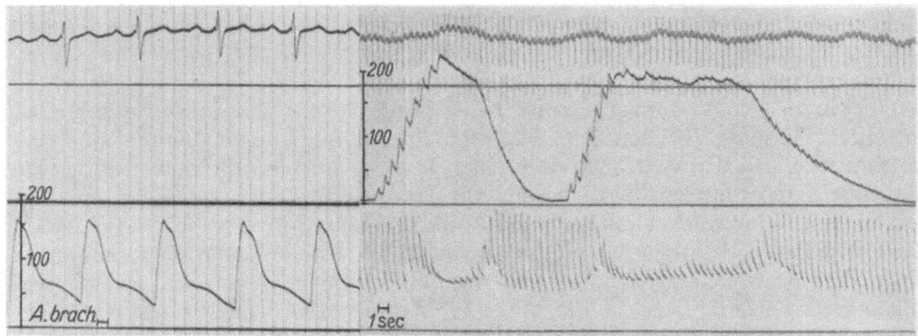

Abb. 12. Druck in der Art. brachialis bei einer *Aorteninsuffizienz*. Rechts zusätzliche Registrierung des Druckes
in der Staumanschette und der Gefäßtöne über der Art. brachialis. Diese Töne verschwinden nicht, auch wenn der
Manschettendruck über dem Blutdruck liegt und direkt keine Druckamplitude mehr registriert werden kann, sie
bleiben auch hör- und registrierbar, wenn der Manschettendruck unter dem diastolischen Blutdruck liegt

indirekte Messung des Blutdruckes ist eine genügende systolisch-diastolische
Druckamplitude Voraussetzung; fehlt diese, so kann der Druck mittels Staumanschette und Auskultation nicht gemessen werden, da keine sicher differenzierbaren Töne entstehen. Diese Situation ist relativ häufig unterhalb einer Aortenisthmusstenose gegeben. Dieses Gebiet wird zu einem großen Teil durch erweiterte
Kollateralgefäße versorgt, in denen es nicht nur zu einem Druckabfall, sondern
auch zu einer beträchtlichen Abnahme der Druckamplitude kommt. Der Blutstrom erfolgt dann unterhalb der Stenose weniger pulsatil als kontinuierlich.
Stenose und Kollateralen haben eine mehr oder weniger vollständige, immer
beträchtliche Dämpfung der zur Herztätigkeit synchronen Druck- und Pulswellen
zur Folge. Bei der Aortenisthmusstenose kann deshalb der Blutdruck am Bein
mit der indirekten Methode oft überhaupt nicht gemessen werden, obwohl er in
diesen Fällen bei direkter Messung (s. Abb. 24) in der Art. femoralis gar nicht
erniedrigt ist. Ein mit der indirekten Methode nicht meßbarer Blutdruck und
eine fehlende bzw. sehr schwache Pulswelle sind in diesen Fällen kein Zeichen für
eine schlechtere Durchblutung der Beine. Umgekehrt kann auch eine sehr große
Druckamplitude die Messung des Blutdruckes mit der Manschettenmethode schwer
verfälschen oder sogar unmöglich machen. Es handelt sich insbesondere um
Patienten mit einer Hypertonie, kombiniert mit einer Aorteninsuffizienz. Bei
der Dekompression verschwindet der Ton überhaupt nicht oder erst bei einem
sehr tiefen Staudruck, so daß ein zu niedriger diastolischer Druck gemessen wird.
Gelegentlich verschwinden in diesen Fällen die Gefäßtöne auch bei einer Stauung
über den effektiven systolischen Druck hinaus nicht, so daß auch dieser nicht
angegeben werden kann. Abb. 12 zeigt ein derartiges Beispiel. Über der Art.
brachialis ist immer ein mit der Kammerkontraktion synchroner Ton zu hören, die

Intensität variiert nicht mit der Stauung, obwohl bei Stauung über den systolischen Druck keine Druckamplitude mit der direkten Messung mehr nachweisbar ist.

Zusammenfassend kann festgestellt werden, daß die Werte der direkten und indirekten Blutdruckmessung im Körperkreislauf in der Regel befriedigend übereinstimmen. Letztere wird unbrauchbar, wenn keine bzw. nur eine kleine Blutdruckamplitude mit sehr langsamem systolischen Druckanstieg besteht, was. abgesehen vom schweren Kollaps, praktisch nur bei der Aortenistmussthenose am Bein zu beobachten ist. Die indirekte Methode ergibt erhebliche Fehler im Falle pathologisch großer systolisch-diastolischer Druckamplituden, und zwar immer in dem Sinn, daß ein zu niedriger diastolischer Druck und damit eine noch größere Amplitude gemessen wird.

II. Hypertonie und Orthostasereaktion (Ganglienblocker)

Die direkte Blutdruckmessung bringt im Rahmen der Hypertonie keine wesentlichen neuen Gesichtspunkte. Die Möglichkeit der exakten Mitteldruck-

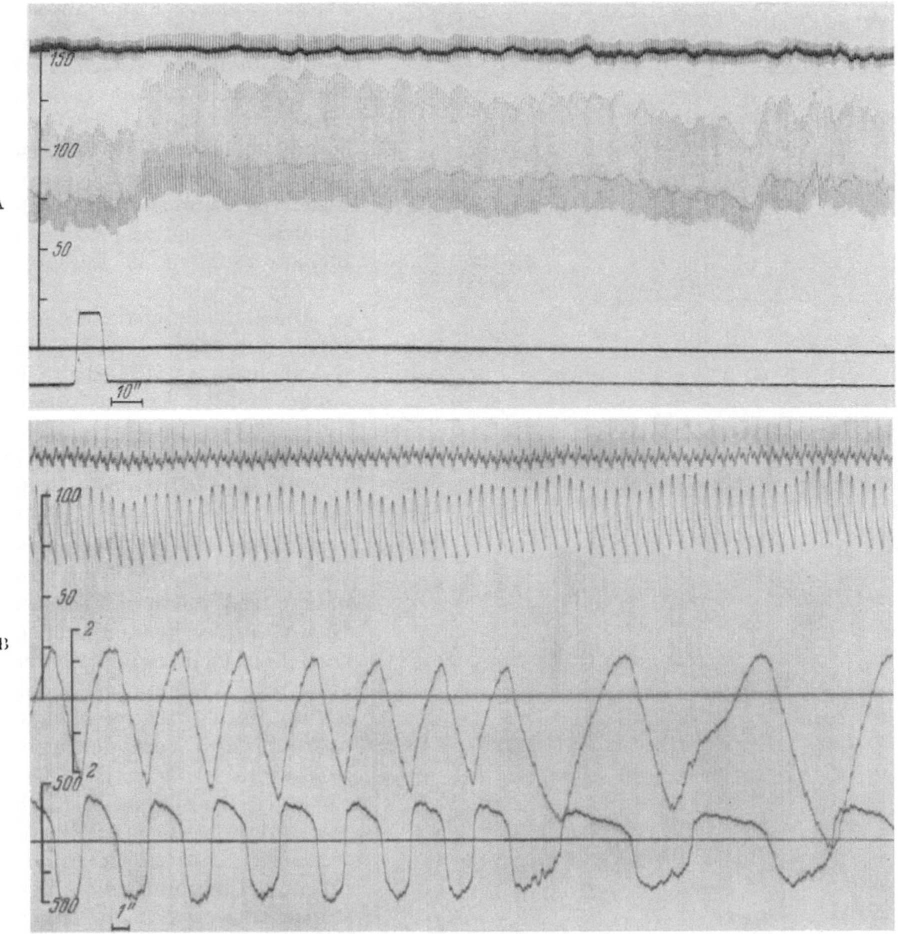

Abb. 13. Medikamentöse Blutdruckerhöhung bei einer gesunden Versuchsperson. A. Bei der Markierung intravenöse Injektion von 10 γ Hypertensin, deutlicher Druckanstieg in der Art. brachialis, deutliche Abnahme der Pulsfrequenz. Als Nebenbefund ausgesprochene respiratorische Druckschwankungen. B. Beim gleichen Patienten simultane Registrierung des Blutdruckes, des Oesophagusdruckes und des Pneumotachogrammes. Bei normaler Atmung Erhöhung des Blutdruckes während der Exspiration, bei Vertiefung der Atmung Blutdruckanstieg während der Inspiration

bestimmung erlaubt aber eine genauere Klassifizierung. Danach kann man Werte von 110—150 mm Hg als leichte bis mittelschwere Hypertonie, Werte von über 150 mm Hg immer als schwere Hypertonie bezeichnen. Aus dem Schema (Abb. 5) geht hervor, daß bei einem Mitteldruck von über 150 mm Hg auch bei einem für Ruhe großen Herzminutenvolumen der Strömungswiderstand über 1000 dyn sec cm^{-5} bei normalem Herzminutenvolumen von 4—6 l über 2000 dyn sec cm^{-5} liegen muß. Ein derartig hoher Mitteldruck, der auch nur möglich ist, wenn der diastolische Druck über 100 mm Hg liegt, beweist auch ohne Kenntnis des Herzminutenvolumens einen erhöhten Strömungswiderstand, d. h. einen Widerstandshochdruck auf Grund funktioneller oder bereits anatomisch fixierter Veränderungen an den kleinen Gefäßen im Bereiche der Arteriolen.

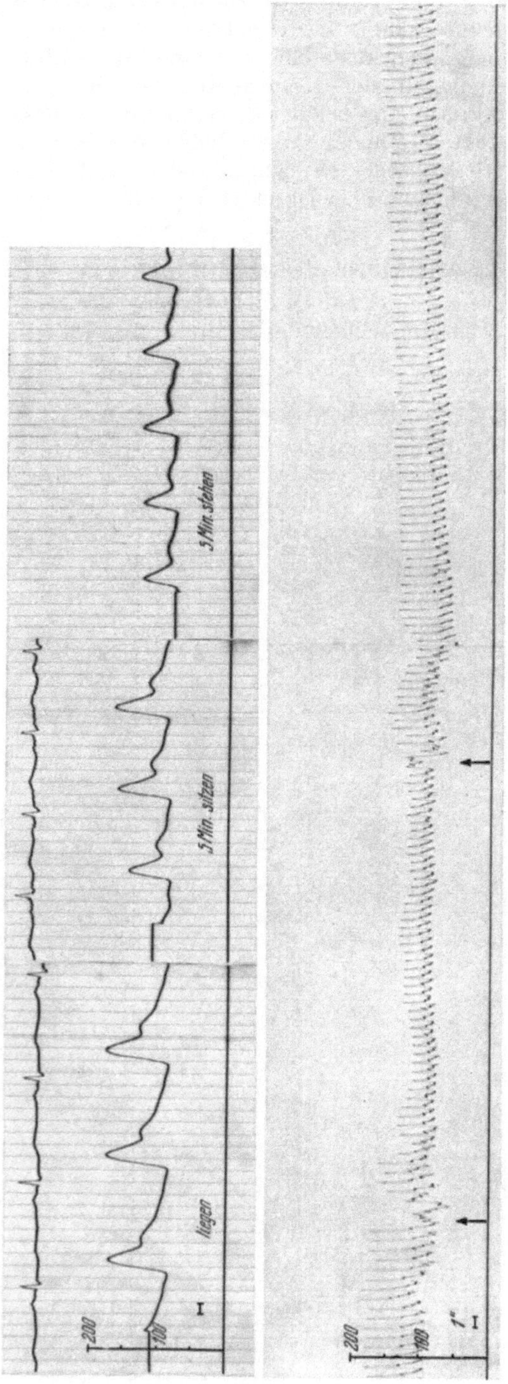

Die Behandlung der Hypertonie mit den sogenannten Ganglienblockern brachte auch einige für die Hämodynamik interessante Gesichtspunkte. Es ist unbestritten, daß der Blutdruck mit diesen Mitteln gesenkt werden kann; nicht ganz klar ist der Mechanismus. Sinnvoll wäre eine Abnahme des Widerstandes durch Dilatation der kleinen, zu eng gestellten Gefäße, sofern der erhöhte Widerstand nicht schon durch entsprechende anatomische Veränderungen weitgehend fixiert ist. Die Senkung des Druckes durch Erniedrigung des Schlagvolumens wäre nur in Fällen mit hohem Herzminutenvolumen wünschenswert. Nun zeigen die meisten Untersuchungen, daß mit Ganglienblockern das Herzminutenvolumen kleiner wird, was auch für die direkte

Abb. 14. *Hypertonie und Orthostasereaktion* beim Sitzen und Stehen nach Anwendung von Ganglienblockern (Ecolid) A. Normale Papiergeschwindigkeit, die horizontale Linie entspricht dem jeweiligen Mitteldruck. B. Kontinuierliche Messung, bei den Pfeilen Wechsel vom Liegen zum Stehen und wieder Liegen

Messung während eines Herzkatheterismus in liegender Position des Kranken
gilt. Unsere eigene Erfahrung betrifft nur das Hexamethonium und das Ecolid,
mit diesen Mitteln ist es auch bei Versuchspersonen mit normalen Verhältnissen
im großen Kreislauf immer möglich, das
Herzminutenvolumen und damit den
Druck im Körper- und Lungenkreislauf
zu senken. Bei leichter Überdosierung
kommt es zu schweren orthostatischen
Erscheinungen mit massivem Druckabfall
und Abnahme der Druckamplitude. Unter
diesen Verhältnissen ist der Druckabfall
zur Hauptsache Folge des viel kleiner
werdenden Schlagvolumens.

Dieser orthostatische Kollaps, Ausdruck eines „Versackens" größerer Blut-
mengen in der unteren Körperhälfte und
damit Reduktion des venösen Rückflusses,
muß, ob therapeutisch sinnvoll oder nicht,
als veränderte Reaktionslage bzw. Läh-
mung der kleinen, die Durchblutung und
Blutfülle regulierenden Gefäße auf der
arteriellen Seite interpretiert werden. Die
exakte Erfassung der beiden Komponen-
ten Herzminuten- bzw. Schlagvolumen und
Widerstand stößt während der Orthostasereaktion auf kaum zu überwindende
Schwierigkeiten. Da aber eine schwere
Orthostasereaktion nur möglich ist, wenn
zumindestens in Teilgebieten der Strömungswiderstand absinkt, darf doch an-
genommen werden, daß die zum Teil
guten therapeutischen Erfolge der Hyper-
toniebehandlung mit diesen Substanzen
nicht ausschließlich auf der Senkung des
Herzminutenvolumens, sondern auch auf
einer gewissen Senkung des Widerstandes
beruhen.

III. Aortenfehler

a) Aortenstenose

Die Aortenstenose ist im Rahmen der
erworbenen Herzfehler erheblich seltener
als die Mitralvitien. Die angeborene Aortenstenose ist zudem eine ausgesprochene
Rarität. Andererseits wird bei der Sektion
eine Läsion der Aortenklappen, die auf
eine Stenosierung schließen lassen, häufiger festgestellt als es der klinischen Diagnose entspricht. Seit einigen Jahren
wird die Aortenstenose in mehreren Zen-
tren mit gutem Erfolg routinemäßig operiert, weshalb der zuverlässigen Diagnostik

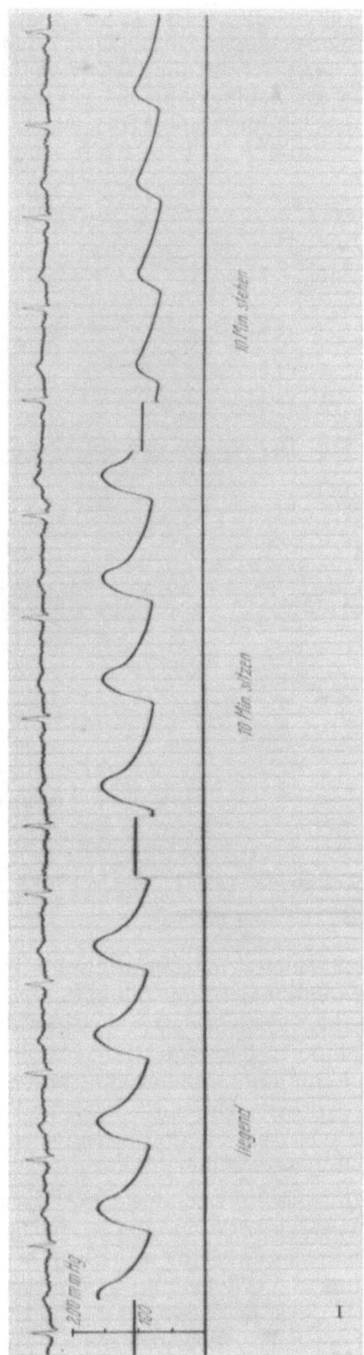

Abb. 15. *Hypertonie und Orthostasereaktion nach Anwendung von Ganglienblockern bei einem anderen Fall*

größere Bedeutung zukommt. Hämodynamisch ist eine Stenose durch einen Druckgradienten charakterisiert, in diesem Fall durch eine Druckdifferenz zwischen systolischem Mitteldruck im linken Ventrikel und in der Aorta. Was die Beziehungen zwischen Oberfläche des Ostiums, d. h. Schwere der Stenose, Durchflußvolumen pro Zeiteinheit, also Stromstärke und Druckgradient betrifft, dürften für die Aorta ganz ähnliche Verhältnisse vorliegen wie für die Pulmonalstenose (Abb. 34). Beträgt die Oberfläche 2 cm² und mehr, so ist der Druckgradient bei normalem Schlagvolumen sehr klein; um ihn in einer signifikanten Größe zu erfassen, müßte ein Arbeitsversuch durchgeführt werden. Derartige leichte

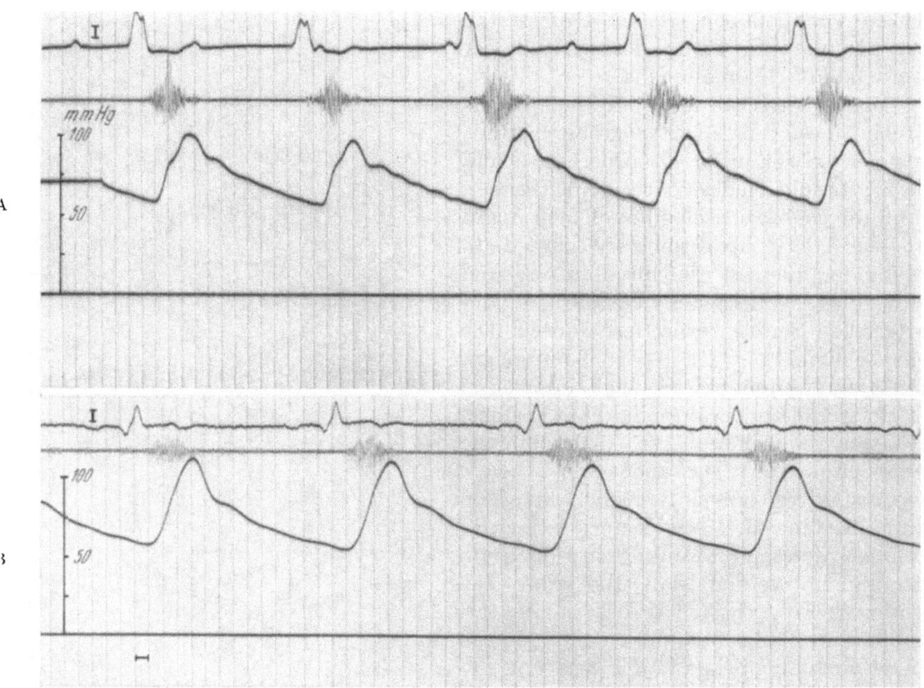

Abb. 16. *Aortenstenose.* A. Typische Druckkurve mit niedrigem Druck, kleiner Amplitude, verzögertem Druckanstieg und „Knotung". B. Beispiel einer schweren Aortenstenose mit lediglich verzögertem Druckanstieg

Aortenstenosen machen klinisch nur wenige oder gar keine Symptome und stellen auch keine Operationsindikation dar, wobei zu betonen ist, daß zwischen Intensität des systolischen Geräusches über der Aorta und Schwere der Stenose keine Beziehungen bestehen. Beträgt die Oberfläche des Ostiums weniger als 1,5 cm², man kann dann von einer mittelschweren Stenose sprechen, so ergibt sich bereits eine deutliche Druckdifferenz und auch meist eine klinische Symptomatologie, sowie elektrokardiographisch Zeichen der Linksüberlastung und schließlich der Linkshypertrophie.

Für die Feststellung eines Druckgradienten muß neben der Messung des Druckes in der Aorta oder in einer peripheren Arterie der linke Ventrikel sondiert werden, was entweder mit einem arteriellen Herzkatheterismus oder der Punktion des linken Vorhofes und Einführen einer Sonde durch den linken Vorhof in den linken Ventrikel möglich ist. Beide Verfahren stoßen auf verschiedene Schwierigkeiten, zeigen einen größeren Anteil an Mißerfolgen, indem der linke Ventrikel nicht erreicht wird, und stellen deshalb im Gegensatz zum venösen Herzkatheterismus noch keine allgemein übliche Routinemethode dar. Da aber die Diagnose einer erworbenen Aortenstenose und auch die Beurteilung ihrer Schwere sowie die Operationsindikation auf Grund einfacherer Methoden entschieden werden

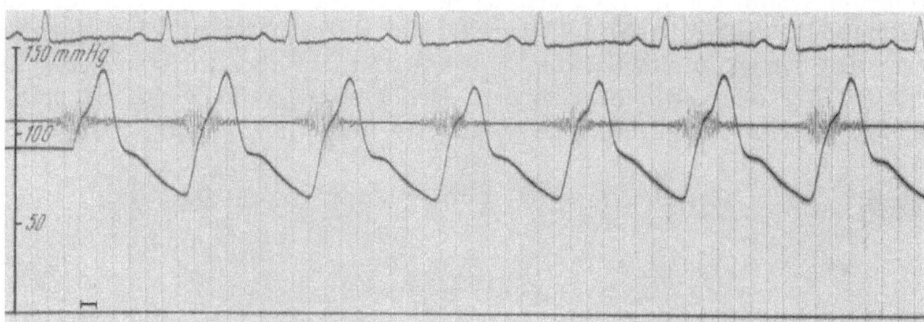

Abb. 17. *Aortenstenose.* Beispiel einer schweren Aortenstenose mit relativ hohem systolischem Druck und normaler Druckamplitude

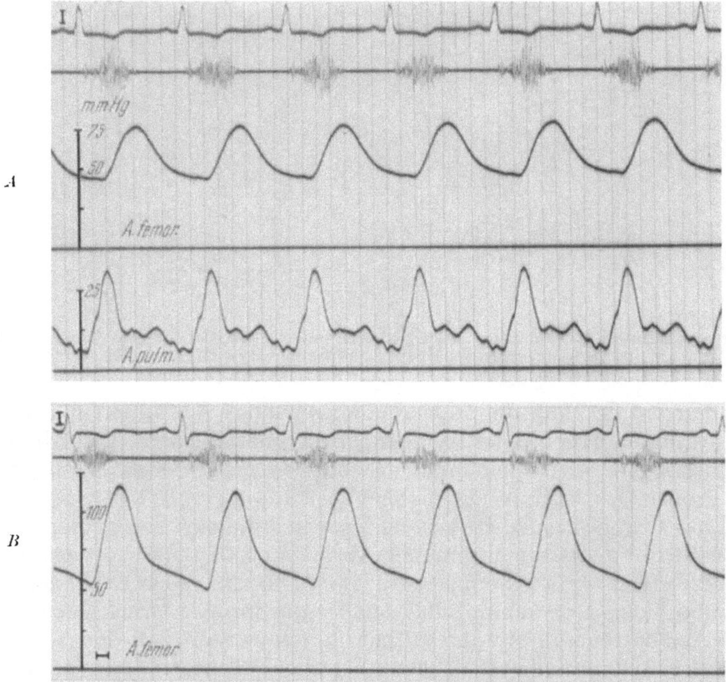

Abb. 18. *Aortenstenose.* *A* vor der Operation mit simultaner Registrierung des Druckes in der Art. pulmonalis. *B* 3 Monate nach der Operation. (Die Patientin wurde uns von Herrn Prof. R. HEGGLIN zugewiesen, die Operation führte Herr Prof. DERRA, Düsseldorf, durch)

kann, fällt der Verzicht auf die an und für sich wünschenswerte Bestimmung des Druckgradienten zwischen linkem Ventrikel und Aorta nicht allzu schwer. Andererseits bereitet während der Operation bei geöffnetem Thorax die direkte Druckmessung im linken Ventrikel und in der Aorta keine größeren Schwierigkeiten (Abb. 19).

Die direkte Druckmessung in einer peripheren Arterie ergibt bei leichten Stenosen keine die Diagnose stützenden Befunde; auch bei mittelschweren Stenosen sind die Befunde nicht immer zuverlässig: hier ist die Pulsschreibung an der Art. carotis simultan mit EKG und Phonokardiogramm als diagnostische Methode überlegen. Bei schweren Aortenstenosen hingegen ist der in einer peripheren Arterie meß- und registrierbare Druckablauf charakteristisch. In diesen Fällen ist erstens der systolische Druck meistens eher niedrig und beträgt selten mehr als 100—120 mm Hg; der Mitteldruck liegt an der unteren Grenze der Norm oder darunter. Die Druckamplitude kann normal sein, ist aber meistens eher klein. Typisch ist aber der zeitlich verzögerte Druckanstieg, der mehr als 0,18, oft 0,2—0,3 sec für eine Amplitude von 40 mm Hg und weniger beträgt. Mit dieser

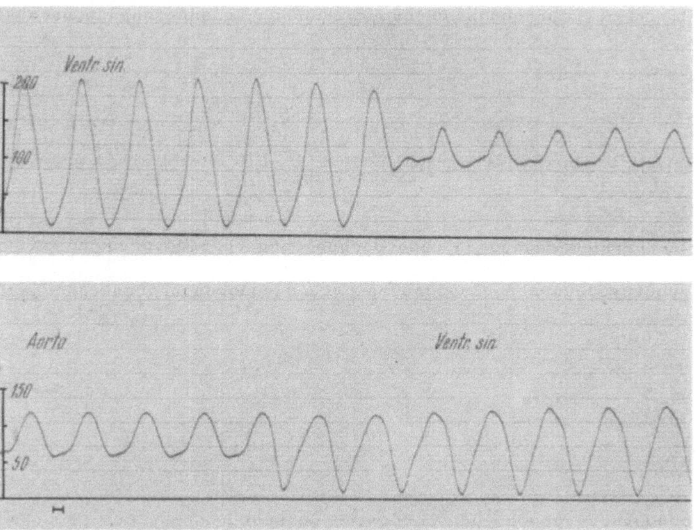

Abb. 19. *Kongenitale valvuläre Aortenstenose.* Direkte Druckmessung während der Operation im linken Ventrikel und in der Aorta vor und nach Sprengung der Klappen (Operation: Prof. M. GROB, Kinderspital Zürich)

zeitlichen Verzögerung kann die schwere Aortenstenose von anderen, z. B. vasomotorisch bedingten Hypotoniezuständen abgegrenzt werden. Die Abflachung des Druckanstieges betrifft nicht nur den obersten Teil, wie man es bei Hypertonien mit großer Druckamplitude beobachten kann (s. Abb. 15), sondern schon den Beginn des systolischen Anstieges. Gelegentlich kommt es zu einer Knotung im Druckanstieg, die zusammen mit der Abflachung für eine Aortenstenose als beweisend bezeichnet werden kann, aber nicht obligat ist. Es sind also viel weniger Hypotonie und kleine Druckamplitude, sondern der formale Druckablauf, der für die schwere Aortenstenose charakteristische Befunde ergibt und damit der direkten Blutdruckmessung einige Bedeutung für die Diagnostik vermittelt. Nach erfolgreicher Commissurotomie steigt der systolische Wert an, die Amplitude wird größer, und der Druckanstieg wird unter Berücksichtigung der größeren Amplitude steiler.

Abb. 17 zeigt eine sichere und schwere Aortenstenose mit einem relativ hohen systolischen Druck und einer normalen Druckamplitude; pathologisch ist einzig der verzögerte Druckanstieg mit Knotung. Die angeborene valvuläre Aortenstenose bietet hinsichtlich Druckablauf keine Unterschiede zur erworbenen valvulären Aortenstenose.

Bei der angeborenen infundibulären Form der Aortenstenose, der Subaortenstenose, ergeben sich mit der infundibulären Pulmonalstenose vergleichbare

Verhältnisse. Proximal der Klappen sinkt der Druck während der Diastole deutlich auf niedrige Werte ab, distal der Klappen entspricht der Druckablauf im wesentlichen dem der Klappenstenosen. Phonokardiographisch weist die Subaortenstenose eine Akzentuierung des 2. Tones sowie ein Intervall zwischen systolischem Geräusch und 2. Ton auf, wie es der Vergleich mit den Beispielen von erworbenen valvulären Aortenstenosen zeigt.

Wie bei der Pulmonalstenose haben sich aber alle phonokardiographischen Kriterien für die Differenzierung valvulär oder infundibulär als nicht absolut zuverlässig erwiesen, so daß auch bei den angeborenen Aortenstenosen eine sorgfältige Druckmessung im linken Ventrikel, im Infundibulum und in der Aorta bzw. einer peripheren Arterie die zuverlässigsten Auskünfte vermittelt. Wegen der

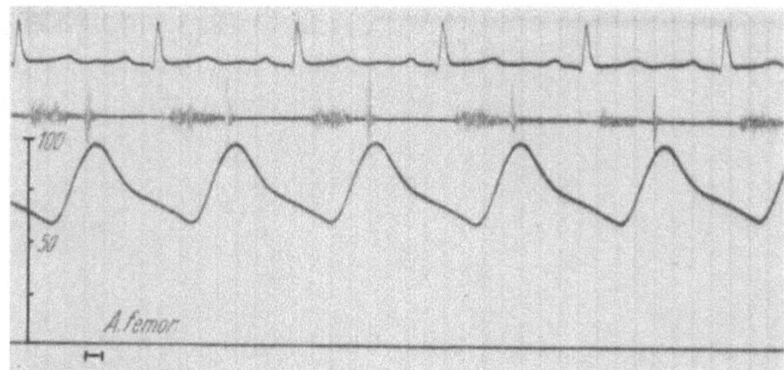

Abb. 20. *Kongenitale Subaortenstenose.* Die Druckkurve zeigt gegenüber der erworbenen wie auch angeborenen valvulären Aortenstenose keine Unterschiede. Deutlich ist lediglich die Differenz im Phonokardiogramm über der Aorta mit dem frühzeitigen Abbruch des systolischen Geräusches und dem lauten 2. Ton

bereits erwähnten Schwierigkeiten des retrograden arteriellen Herzkatheters und auch der Druckmessung im linken Ventrikel mittels Punktion des linken Vorhofes und Vorschieben eines Katheters in den linken Ventrikel ist BROCK dazu übergegangen, zur präoperativen Abklärung den linken Ventrikel direkt zu punktieren. Für das operative Vorgehen ist wie bei der Pulmonalstenose die Differenzierung zwischen valvulärer und infundibulärer Stenose von größter Bedeutung, was die Entwicklung derartig „heroisch" erscheinender Methoden erklärt.

Zur direkten Druckmessung im linken Ventrikel mittels Vorschieben einer starren Sonde, die den Ventrikelbewegungen nur ungenügend folgt, wie es auch für das Beispiel Abb. 19 zutrifft, ist noch auf eine besondere Fehlermöglichkeit hinzuweisen, wie es eine Beobachtung von GROB zeigt. Befindet sich die Sondenspitze mit der Öffnung in Höhe der Aortenklappen, so ist es bei stärkeren, mit der Herzaktion synchronen Verschiebungen des Klappenniveaus möglich, daß während der Systole der gleiche Druck wie im linken Ventrikel gemessen wird, weil die Klappen über die Sondenspitze gewölbt werden. Während der Diastole fallen sie zurück, so daß die Spitze wieder in der Aorta liegt, was die Messung eines entsprechenden diastolischen Druckes zur Folge hat. Um die systolische Druckdifferenz zwischen Aorta und linkem Ventrikel bei einer Aortenstenose sicher zu erfassen, muß die Sondenspitze deshalb einige cm in die Aorta vorgeschoben werden.

b) Aorteninsuffizienz

Bei der Aorteninsuffizienz handelt es sich immer um eine auskultatorische Diagnose, die allerdings sicher zu häufig gestellt wird. Doch stellt die Auskultation die einfachere Methode für die Feststellung eines wegen ungenügenden Klappenschlusses erfolgenden diastolischen Rückflusses aus der Aorta in den linken Ventrikel dar, die direkte Erfassung des Reflux stößt auf größte praktische Schwierigkeiten. Bei vollständiger Schlußunfähigkeit sinkt der Druck in der Aorta während

3*

der Diastole auf den des diastolischen Füllungsdruckes im linken Ventrikel ab, der aber bei den meisten Aorteninsuffizienzen, und zwar immer bei der sekundären Form wegen Dilatation eines insuffizienten linken Ventrikels erhöht ist. Die direkte Druckmessung ergibt dann immer eine große Druckamplitude mit einem pathologisch hohen systolischen Endwert. Die direkt gemessene Druckamplitude ist aber immer kleiner als bei der indirekten Messung mittels Staumanschette und Gefäßauskultation. Charakteristisch ist ein sehr schneller systolischer Druckanstieg, der trotz großer Amplitude weniger als 0,15, gelegentlich weniger als 0,1 sec dauert. Abb. 12 und 21 zeigen entsprechende Beispiele.

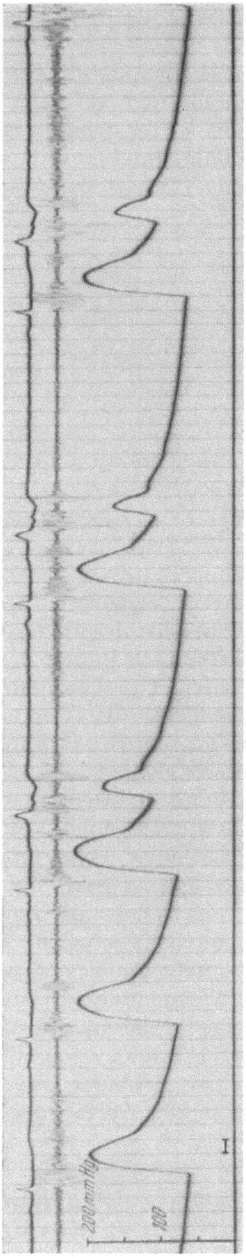

Abb. 21. Aorteninsuffizienz. Zeitweise Bigeminus. Charakteristisch ist neben der großen Amplitude der sehr schnelle Druckanstieg

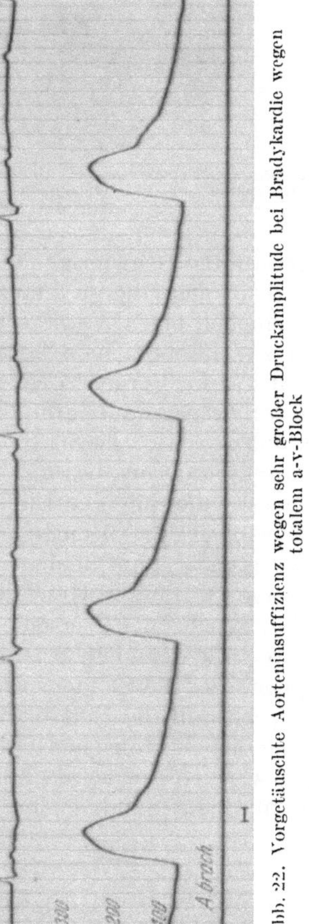

Abb. 22. Vorgetäuschte Aorteninsuffizienz wegen sehr großer Druckamplitude bei Bradykardie wegen totalem a-v-Block

Bei extremer Bradykardie ergibt sich bei einer Hypertonie auch eine sehr große Amplitude, die eine Aorteninsuffizienz vortäuschen kann (Abb. 22).

Nach unserer bisherigen Erfahrung hat die direkte Blutdruckmessung für die Aorteninsuffizienz keine diagnostische Bedeutung, in Zweifelsfällen kann sie mit einer normalen oder kleinen Druckamplitude und dem Fehlen eines hohen systolischen Wertes praktisch ausgeschlossen werden.

c) Aortenisthmusstenose und andere angeborene oder erworbene Anomalien des Aortenbogens

Im Gegensatz zu den Verhältnissen bei der Aortenstenose und -insuffizienz hat die direkte Blutdruckmessung bei der Aortenisthmusstenose eine große Bedeutung für die Diagnostik und die Beurteilung des Operationserfolges. Besteht der Verdacht auf eine Isthmusstenose und ergibt die übliche indirekte Druckmessung zwischen rechtem Arm und Bein eine deutliche Differenz — oft ist der Blutdruck an den unteren Extremitäten in diesen Fällen gar nicht richtig

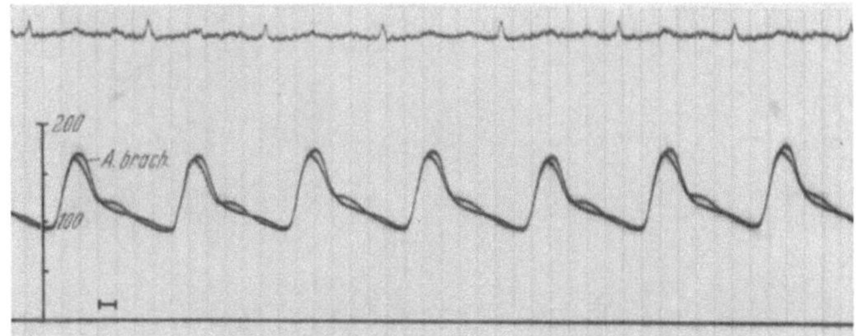

Abb. 23. Simultane Druckmessung in der Art. brachialis und femoralis bei einer mittelschweren Hypertonie

meßbar —, so kann mit der simultanen direkten Druckmessung am rechten Arm und einem Bein die Diagnose gesichert und die Schwere der Stenose beurteilt werden. Eine Differenz im Mitteldruck von mehr als 4 mm Hg ist bei korrekter Messung ein sicherer Beweis für ein Strömungshindernis distal vom Abgang des Truncus brachiocephalicus. Bei den angeborenen Aortenisthmusstenosen mit gegebener Operationsindikation ist diese Druckdifferenz viel größer und beträgt 20 und mehr mm Hg, da es sich immer um schwere Stenosen oder praktisch vollständige Verschlüsse handelt. In der Art. femoralis ist nicht nur der Mitteldruck erheblich tiefer, sondern auch die Amplitude viel kleiner und der systolische Druckanstieg zeitlich erheblich verzögert. Die Aortenisthmusstenose bietet die eindrücklichsten Beispiele für den Einfluß einer Stenosierung der Aorta auf den formalen Ablauf der Druckkurve.

Aus Gründen der Anschaulichkeit projizieren wir in diesen Fällen die Druckkurven in der Art. brachialis und femoralis auf die gleiche 0-Linie. Normalerweise stimmen beide Kurven hinsichtlich Amplitude und Mitteldruck vollständig, und formal, was Druckanstieg und -abfall betrifft, weitgehend überein. Die Differenzen sind in dieser Beziehung nicht größer als es in Abb. 23 zur Darstellung kommt. Auch bei Hypertonie fallen die Druckkurven der Art. brachialis und femoralis weitgehend zusammen (Abb. 23).

Bei der Aortenisthmusstenose ergibt sich ein ganz anderes Bild.

Liegt wie in sehr seltenen Fällen, die Isthmusstenose proximal des Abganges der linken Art. subclavia, so läßt sich die Druckdifferenz auch zwischen rechtem und linkem Arm nachweisen, im letzteren entspricht dann der Druck dem in der Art. femoralis. Nach einer erfolgreichen Operation gleichen sich beide Druckkurven mit einer weitgehenden Rückbildung der Hypertonie in der oberen Körperhälfte an. Bleibt eine Residualstenose bestehen, was relativ häufig zutrifft, wenn

eine End-zu-End-Anastomose unmöglich ist und ein Autotransplantat von der
Art. subclavia verwendet werden muß, so bleibt auch eine Differenz im Mitteldruck und im formalen Druckablauf mit Verzögerung des Druckanstieges in der
Art. femoralis. Unsere Erfahrung stützt sich auf 47 Fälle, Erwachsene und Kinder,
die alle im Kinderspital Zürich von Herrn Prof. M. GROB operiert wurden. Diese

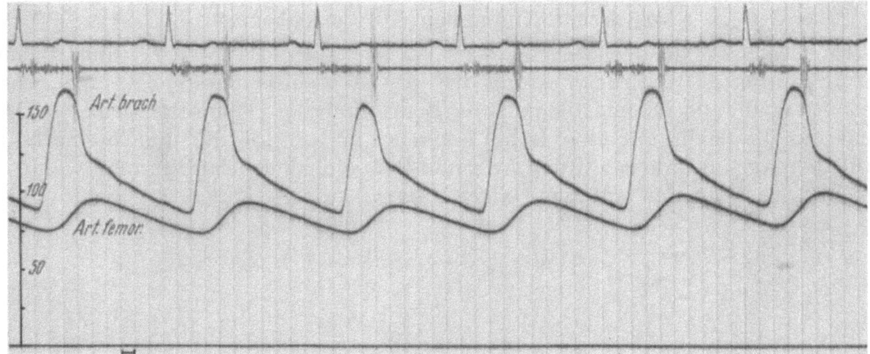

Abb. 24. *Aortenisthmusstenose.* Simultane Druckmessung in der Art. brachialis dext. und femoralis. Massive
systolische, deutliche diastolische Druckdifferenz und stark verzögerter Druckanstieg in der Art. femoralis

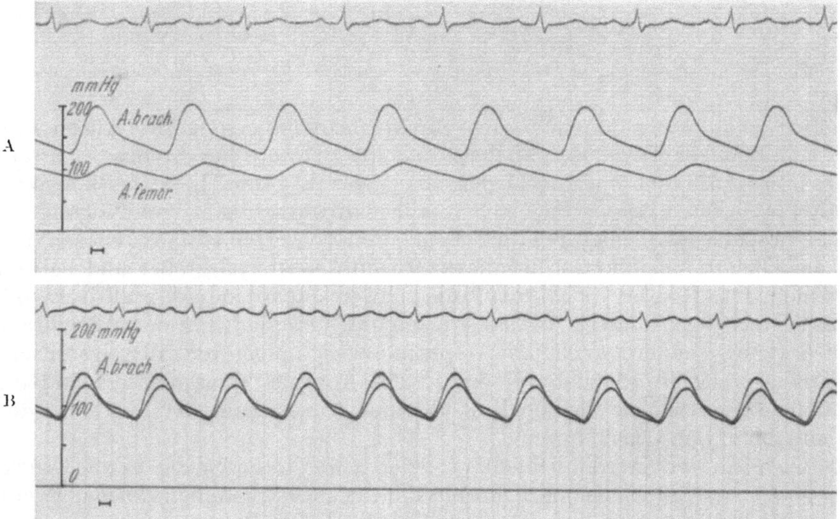

Abb. 25. *Aortenisthmusstenose.* Simultane Druckmessung in der Art. brachialis dext. und Art. femoralis. A. vor
der Operation, B. einige Monate nach der Operation

Fälle wurden von SCHAD, BETTEX u. Mitarb. zusammengestellt. Beträgt die
Mitteldruckdifferenz nach der Operation weniger als 10 mm Hg, so resultiert für
die obere Körperhälfte auch keine Hypertonie und man kann den Operations-
erfolg noch als befriedigend bezeichnen (Abb. 25 und 26).

Ist hingegen die Differenz größer als 15 mm Hg, so muß eine zweite Operation
ernstlich diskutiert werden.

Nach der erwähnten Zusammenstellung sind die Resultate bei End-zu-End-
Anastomosen immer befriedigend bis sehr gut, die Frage der Reoperation stellte
sich im gesamten Untersuchungsgut nur in Einzelfällen.

Es liegt auf der Hand, daß diese prä- und postoperativen simultanen Druckmessungen in den Art. brachialis und femoralis nur bei größeren Kindern und Erwachsenen durchführbar sind. Intra operationem hingegen kann der Druck proximal und distal der Stenose auch bei kleinen Kindern gemessen und der Erfolg der Anastomose bereits im Operationssaal kontrolliert werden. Diese Methode ist gerade deshalb zu empfehlen, weil eine 2. Operation immer auf größere technische Schwierigkeiten stößt.

Im Zusammenhang mit der Aortenisthmusstenose soll noch kurz auf die Druckverhältnisse bei anderen und seltenen Mißbildungen im Bereich der Aorta eingegangen werden. Bei einem doppelten Aortenbogen ergibt sich im Falle eines stenosierten oder hypoplastischen Abganges einer Art. subclavia eine signifikante Druckdifferenz zwischen beiden Armen, während beim Fehlen einer zusätzlichen

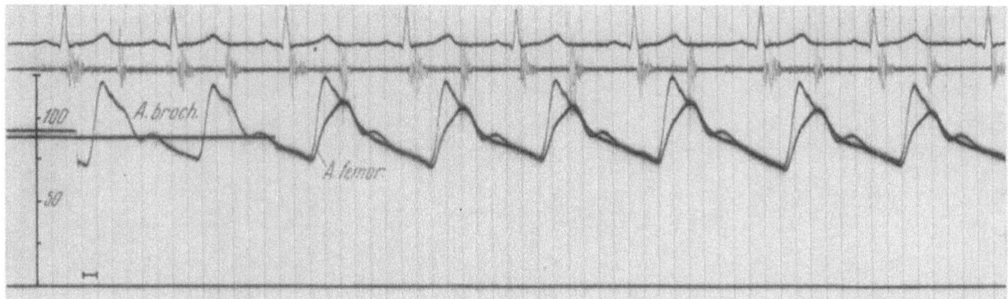

Abb. 26. *Aortenisthmusstenose.* Simultane Druckmessung in der Art. brachialis dext. und femoralis einige Jahre nach der Operation. Deutlicher Unterschied im Druckablauf, geringe Differenz im Mitteldruck (waagerechte Linien)

Isthmusstenose der Druck in der Art. femoralis mit dem des Armes mit dem höheren Druck übereinstimmt. Der Fall des Beispieles (Abb. 28) zeigt eine signifikante Druckdifferenz zwischen beiden Armen, entsprechend einer Stenosierung der einen Art. subclavia. In der Art. femoralis entspricht der systolische Druck dem im rechten Arm, doch ist der diastolische erheblich niedriger, womit sich auch eine Mitteldruckdifferenz ergibt. Diese ist aber nicht Folge einer Isthmusstenose, sondern einer distal des Abganges des Truncus brachiocephalicus dexter und des stenosierten Abganges der Art. subclavia sinister stark erweiterten Aorta descendens. Ist der Abgang der Art. subclavia nicht eigentlich stenosiert, sondern nur hypoplastisch im Vergleich zur anderen Seite, so ist der systolische Druck beidseits praktisch gleich, die Druckamplitude jedoch auf der hypoplastischen Seite kleiner.

Die Druckwerte im Lungenkreislauf sind bei der isolierten Aortenisthmusstenose wie auch bei der Aortenstenose, solange der linke Ventrikel nicht insuffizient ist, normal. Die Verhältnisse komplizieren sich bei kombinierten Mißbildungen. Bei einer Kombination mit einem einfachen Ventrikelseptumdefekt ergibt sich entsprechend dem erhöhten Druck im linken Ventrikel ein erheblicher Links-Rechts-shunt und entsprechend der gesteigerten Lungendurchblutung eine leichte pulmonale Hypertonie, solange der Strömungswiderstand im Lungenkreislauf noch normal ist. Die pulmonale Hypertonie wird schwerer, sobald der Widerstand ansteigt, wie es in einem bestimmten Prozentsatz und in einer gewissen Abhängigkeit vom Alter für alle angeborenen Vitien mit Links-Rechts-shunt zutrifft. Die die Aortenisthmusstenose beweisende Druckdifferenz zwischen rechtem Arm und Bein bleibt aber immer erhalten. Die Operation ist in diesen Fällen trotz des Ventrikelseptumdefektes indiziert; mit dem Absinken des Druckes im linken Ventrikel ist sogar eine Abnahme des Links-Rechts-shunt und damit eine

Besserung der Prognose des Ventrikelseptumdefektes zu erwarten. Anders ist
es bei der Kombination von Aortenisthmusstenose mit distal der Stenose einmündenden offenen D. Botalli, Ventrikelseptumdefekt und schwerer Pulmonalstenose oder stark erhöhtem Strömungswiderstand im Lungenkreislauf. Bei dieser
seltenen Kombination (1 eigene Beobachtung) kommt es zu einem Druckausgleich
zwischen beiden Herzkammern, die untere Körperhälfte wird zur Hauptsache

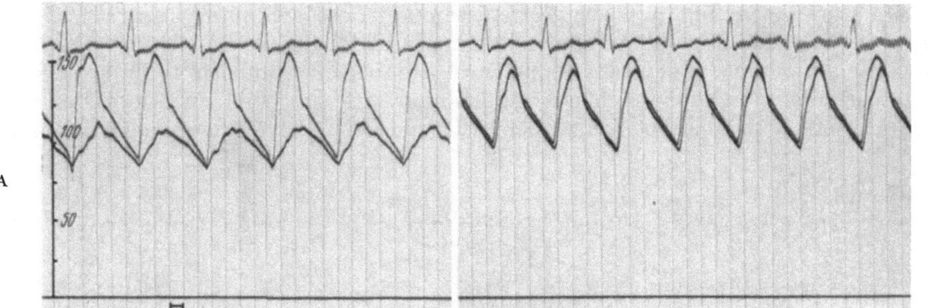

Abb. 27. *Aortenisthmusstenose.* Direkte Messung des Druckes in der Aorta oberhalb und unterhalb der Stenose
während der Operation, A vor der Beseitigung der Stenose, B. nach Anastomose.
Alle 3 Fälle wurden von Herrn Prof. M. Grob operiert

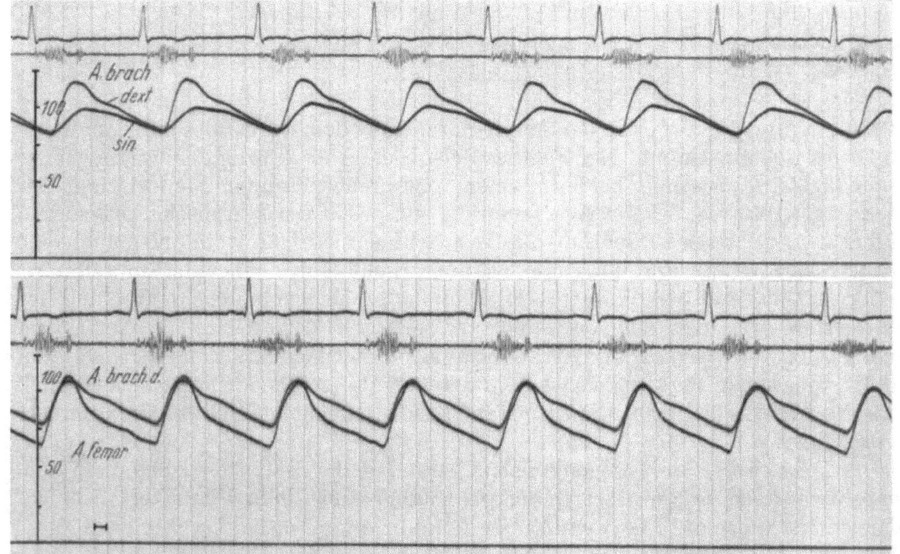

Abb. 28. Simultane Messung des Druckes in der Art. brachialis dext. und sin. A, sowie in der Art. brach. dext. und
Art. femoralis bei einem Patienten mit *doppeltem Aortenbogen* und hypoplastischem Abgang der Art. subclavia sin.

durch den D. Botalli versorgt. In der oberen Körperhälfte besteht trotz Isthmusstenose keine Hypertonie und in den Art. brachialis und femoralis herrscht
praktisch der gleiche Druck. Das arterielle Blut im rechten Arm ist entsprechend
der venösen Zumischung durch den Ventrikelseptumdefekt mehr oder weniger
mit Sauerstoff untersättigt, während im Bein das arterielle Blut dem venösen
Mischblut im rechten Ventrikel bzw. in der Art. pulmonalis entspricht, also stark
untersättigt ist, was für die Differentialdiagnose dieser kombinierten Mißbildung

von ausschlaggebender Bedeutung ist. Beim isolierten offenen D. Botalli mit shunt-Umkehr wegen massiver pulmonaler Hypertonie besteht ebenfalls eine Druckidentität sowie eine signifikante Sauerstoffsättigungsdifferenz zwischen rechtem Arm und Bein, doch liegt die Sauerstoffsättigung im Blut der Art. brachialis im Bereich der Norm und steigt bei Hyperoxie (Atmenlassen von $40-60\%$ Sauerstoff während etwa 10 min) auf $99-100\%$ an, was bei der erwähnten kombinierten Mißbildung wegen der venösen Zumischung durch den Ventrikelseptumdefekt nicht möglich ist. Die Operation der Aortenisthmusstenose und die Ligatur des D. Botalli ist in diesen Fällen kontraindiziert. Theoretisch möglich, aber heute noch nicht realisierbar wäre die gleichzeitige Korrektur der Aortenisthmusstenose, der Pulmonalstenose, des Ventrikelseptumdefektes und des offenen D. Botalli. Ist der Druck im rechten Ventrikel nicht wegen einer Pulmonalstenose, sondern wegen eines massiv erhöhten Strömungswiderstandes im Lungenkreislauf erhöht, so ergeben sich auch für die Zukunft keine Operationsmöglichkeiten, da es sich immer um weitgehend irreversible Lungengefäßveränderungen handelt und mit einer allenfalls geglückten Korrektur aller Mißbildungen bestenfalls Verhältnisse einer schweren primären pulmonalen Hypertonie geschaffen würden.

Ein thrombarteritischer Prozeß im Bereich der Abgänge der Art. subclaviae kann zu einer deutlichen Differenz des Blutdruckes beider Arme führen. Das gleiche gilt auch für das Aneurysma dissecans, wobei meistens der rechte Arm betroffen ist. Der Druck im Arm mit dem höheren Blutdruck stimmt in der Regel mit dem in der Art. femoralis überein, ist letzterer signifikant höher, so kann daraus geschlossen werden, daß beide Art. subclaviae eingeengt sind.

IV. Venendruck

a) Zentraler Venendruck und Einflußstauung

Die Normalwerte des Druckes in den beiden Hohlvenen und im rechten Vorhof, des „zentralen Venendruckes" sowie die Bedeutung der intrathorakalen respiratorischen Druckänderungen wurden bereits ausführlich besprochen. Der periphere Venendruck entspricht hinsichtlich Höhe und formalen Ablaufs weitgehend den zentralen Werten, sofern die Messung in Herzhöhe erfolgt. Ein erhöhter Venendruck ist unter Voraussetzung eines bis in den rechten Ventrikel unbehinderten Rückflusses Zeichen einer Insuffizienz der rechten Herzkammer. Doch existieren eine ganze Reihe von Möglichkeiten, bei denen es ohne eigentliche Myokardinsuffizienz zu einer Venendruckerhöhung und in ausgesprochenen Fällen auch zum klinischen Bild der Einflußstauung mit gefüllten Venen, großer Leber, Ascites und Ödemen kommt. Allen Formen einschließlich der eigentlichen Rechtsinsuffizienz ist die Blutauffüllung des Venensystems und der Depotorgane und damit eine Vermehrung der zirkulierenden Blutmenge gemeinsam, was mit gewissen Änderungen im Elektrolyt- und Eiweißstoffwechsel parallelgeht, die deshalb nicht als typisch für die myokardbedingte Herzinsuffizienz, sondern nur als Begleiterscheinung jeder Behinderung des venösen Rückflusses im Körperkreislauf bezeichnet werden dürfen. Es folgen nun einige typische Beispiele von Einflußstauungen verschiedener Genese, während die Pericarditis adhaesiva constrictiva, das „Panzerherz" im Kapitel über Druckmessungen im Lungenkreislauf besprochen wird.

b) Kompression der Vena cava superior

Bei einer Kompression einer Hohlvene handelt es sich in der Regel um einen malignen, mediastinalen Prozeß, am häufigsten um ein infiltrativ wachsendes

Bronchuscarcinom. Meist ist nur die obere Hohlvene betroffen. Im rechten Vorhof und in der unteren Hohlvene ist der Druck normal, in der V. cava superior peripher der Kompression und damit in der ganzen oberen Körperhälfte stark erhöht.

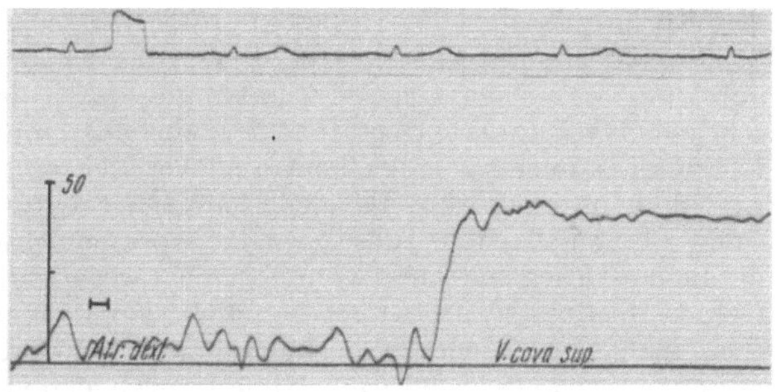

Abb. 29. *Kompression der V. cava superior.* Druck im rechten Vorhof und in der oberen Hohlvene distal der Kompression (Bronchuscarcinom mit mediastinalen Metastasen)

c) Tricuspidalfehler

Die erworbene *Tricuspidalstenose* ist sehr selten; wir verfügen über eine einzige Beobachtung, wobei es sich nicht um die Folgen einer endokarditischen Klappenläsion, sondern um ein Angioreticulom handelte, das vom medianen, dem Septum anliegenden Segel der Tricuspidalis ausging, den massiv erweiterten rechten Vorhof zu etwa $^4/_5$ ausfüllte und so in den rechten Ventrikel hineinragte, daß das Ostium bei weitgehend erhaltener Schlußfähigkeit schwer stenosiert wurde. Der Fall wurde von WYSS u. Mitarb. ausführlich beschrieben. Charakteristisch für die isolierte Tricuspidalstenose sind ein normaler Druckablauf im rechten Ventrikel und ein erhöhter Druck im rechten Vorhof mit entsprechenden Werten in den Hohlvenen und peripheren Venen. Infolge des erhöhten Druckes kommen die normalen Druckwellen infolge der Vorhofkontraktion und des Klappenschlusses besonders gut zur Darstellung.

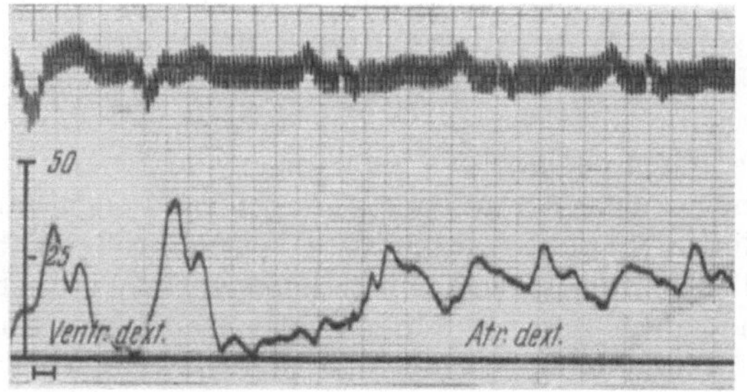

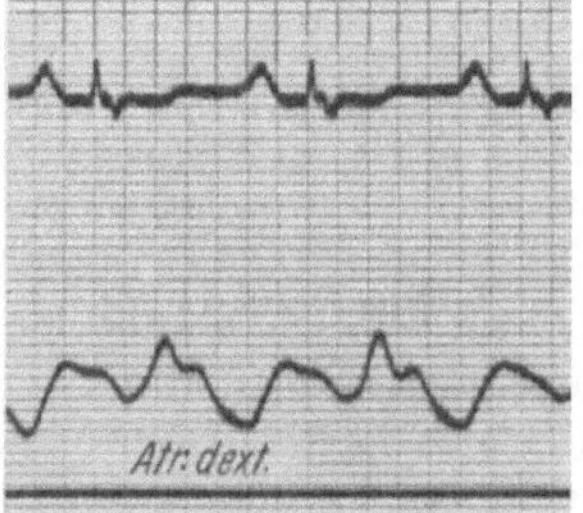

Abb. 30. *Tricuspidalstenose.* Druck im rechten Ventrikel und im rechten Vorhof. Die Tricuspidalstenose ist Folge eines Angioreticuloms im rechten Vorhof

Die isolierte *Tricuspidalinsuffizienz* dürfte sehr selten sein, wir verfügen über gar keine Beobachtung. Häufiger ist die sekundäre Tricuspidalinsuffizienz im Rahmen einer allgemeinen Herzinsuffizienz mit schwerer Dilatation beider oder der rechten Herzkammer. Damit es aber zu einer schweren Tricuspidalinsuffizienz mit massivem ventrikelsystolische Reflux kommt, ist doch wohl eine Läsion der Klappen Voraussetzung. In diesen Fällen besteht dann oft auch eine Mitralinsuffizienz. Folgende Abbildung zeigt ein entsprechendes Beispiel, ein zweites Beispiel bietet Abb. 39.

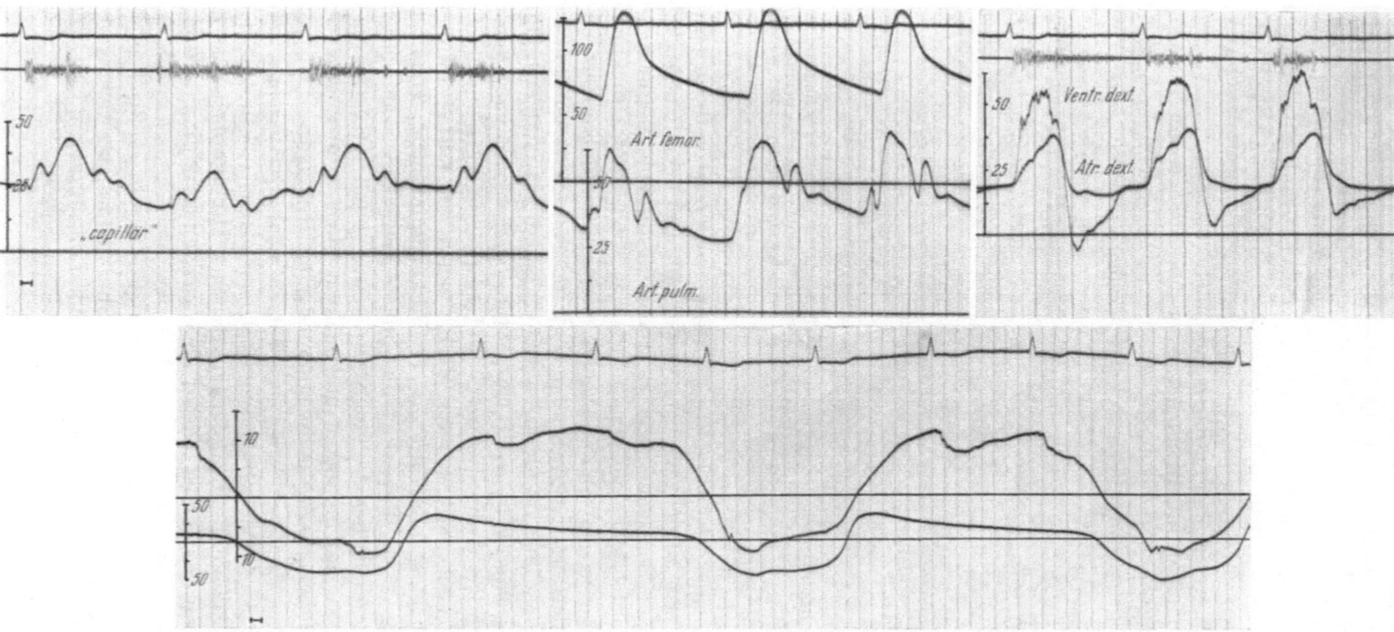

Abb. 31 *Cor borinum mit Mitral- und Tricuspidalinsuffizienz.* „Lungencapillardruck", Druck in der Art. femoralis und Art. pulmonalis, simultane Registrierung des Druckes im rechten Vorhof und im rechten Ventrikel. Deutlicher Mitral- und Tricuspidal-Reflux. Zusätzlich Registrierung des Oesophagusdruck in cm H_2O und des Pneumotachogramms in cm^3 pro 0,1 sec. Als Folge der schweren Lungenstauung und der Stauungsbronchitis massiv vergrößerte intrathorakale respiratorische Druckänderungen entsprechend stark erhöhten elastischen und viscösen Atemwiderständen

Bei einer gleichzeitigen Insuffizienz beider Ventrikel ist trotz Dilatation bei schlußfähigen Klappen der Druck im rechten Vorhof wie auch im linken („Lungencapillardruck") zwar mehr oder weniger erhöht, so daß klinisch neben der Lungenstauung ebenfalls eine schwere Einflußstauung bestehen kann, doch zeigt der Druckablauf im Vergleich zu den Beispielen Abb. 31 und 39 formal keinen Hinweis für einen ventrikelsystolischen Rückfluß. Der Druckablauf entspricht formal einem Plateau, wenn wegen Vorhofflimmern auch die Vorhofkontraktionen unwirksam werden. Festzuhalten ist, daß ein Cor bovinum mit schwerer Einflußstauung nicht immer zu einer Tricuspidalinsuffizienz führt.

Im Zusammenhang mit den angeborenen und erworbenen Tricuspidalfehlern sei noch auf Klappenveränderungen beim metastasierenden Dünndarmcarcinoid sowie auf die Ebstein-Anomalie und die Tricuspidalatresie hingewiesen. Beim

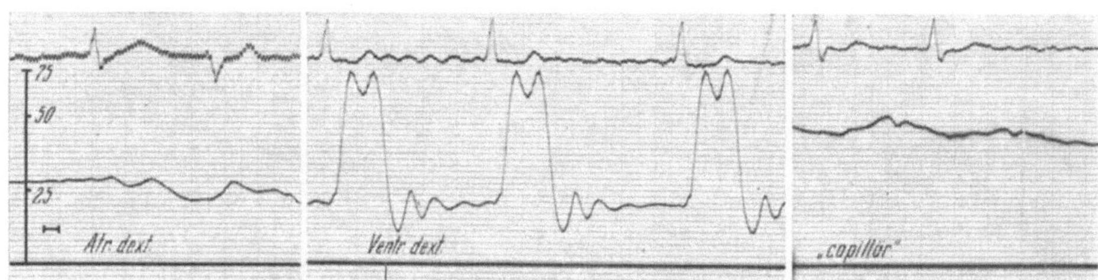

Abb. 32. Gleichzeitige Insuffizienz des rechten und linken Ventrikels mit erhaltener Schlußfähigkeit der Tricuspidal- und Mitralklappen. Bei der Ventrikeldruckkurve entsprechen die Zacken zu Beginn der Diastole nicht wirklichen Druckänderungen, sondern dem Einschwingen des Meßsystems entsprechend seiner Eigenfrequenz

Dünndarmcarcinoid kann es zu einer Tricuspidalstenose und auch -insuffizienz kommen, wobei sich hinsichtlich der Druckmessungen keine Unterschiede zu den bereits angeführten Beispielen ergeben. Wenn die Pulmonalklappen mitbetroffen werden, so entwickelt sich eine Stenose, die sich hinsichtlich Druckmessung nicht von den noch zu besprechenden angeborenen Pulmonalklappenstenosen unterscheidet. Bei der Ebstein-Anomalie sind die rudimentären und verlagerten Tricuspidalklappen nur zum kleinsten Teil schlußfähig, so daß sich ähnliche Verhältnisse wie bei einer schweren Tricuspidalinsuffizienz mit ganz massivem ventrikelsystolischen Reflux und schwerer Einflußstauung ergeben. Die Tricuspidalatresie ist zwangsläufig mit weiteren Mißbildungen, wie Vorhofseptumdefekt und Ventrikelseptumdefekt oder offenem D. Botalli kombiniert. Damit ergibt sich immer eine vergrößerte Belastung des linken Ventrikels, was schnell zu einer Erhöhung des diastolischen Füllungsdruckes und damit retrograd auch zu einer Erhöhung des Druckes im linken und rechten Vorhof führt. Der Druckablauf im rechten Vorhof und in den in ihn einmündenden Hohlvenen zeigt jedoch formal bei intakten Mitralklappen keine besonderen charakteristischen Zeichen. Als sehr wichtiges differentialdiagnostisches Zeichen sei noch erwähnt, daß die Tricuspidalatresie mit den obligatorischen zusätzlichen Mißbildungen, das Einmünden einer Hohlvene in den linken Vorhof ohne zusätzliche Mißbildung und das Cor bi- und triloculare mit gemeinsamem Ventrikel die einzigen angeborenen, frühcyanotischen Herzmißbildungen sind, die elektrokardiographisch nicht zu einer Rechtshypertrophie führen, sondern ein annähernd normales Elektrokardiogramm und im Falle der Tricuspidalatresie immer eine Linkshypertrophie zeigen.

D. Druckmessung im Lungenkreislauf

I. Technik und Besonderheiten der Messung im Lungenkreislauf

Auf die Technik und Gefahren des Herzkatheterismus soll in diesem Rahmen nicht näher eingegangen werden. Unsere Technik unterscheidet sich nicht wesentlich von der heute allgemein üblichen, sie ist in der Monographie „Physiologie und Pathophysiologie der Atmung" von ROSSIER, BÜHLMANN und WIESINGER beschrieben. Es soll hier nur wiederholt werden, daß wir in der Regel von einer Vene in der linken Ellenbeuge und beim Verdacht auf einen Vorhofseptumdefekt von der V. saphena aus den Katheter einführen. Wenn immer möglich, wird die Sonde unter Durchleuchtungskontrolle zuerst in die Lungenperipherie plaziert. Nach einer Pause von mindestens 5 min, in der keine Manipulationen stattfinden und während der sich der Patient etwas beruhigen soll, erfolgen die Messung der verschiedenen Druckwerte und die Blutentnahmen für die Bestimmung der Blutgase. Die Druckmessungen in der Art. pulmonalis und in der Art. brachialis oder femoralis werden simultan durchgeführt, desgleichen die Blutentnahmen aus diesen Gefäßen, da ja die entsprechenden Sauerstoffwerte der Berechnung der Lungendurchblutung bzw. des Herzminutenvolumens zugrunde liegen. Die Arterienkanüle wird schon vor Beginn des Herzkatheterismus eingelegt, so daß sich bei den Druckmessungen und Blutentnahmen keine Schmerzreaktionen mehr ergeben. Wir haben den Eindruck, daß man mit dieser eingeschalteten Pause die vernünftigsten Werte für das Herzminutenvolumen und auch für die Druck- und Pulsfrequenzwerte erhält. Spannung, Angst und Schmerzempfindung des Patienten, die die Meßergebnisse deutlich beeinflussen können, betreffen ja zur Hauptsache die erste Phase der Untersuchung mit der Injektion des Lokalanaestheticums, der Venenfreilegung und Einführung der Sonde in das und durch das rechte Herz, wozu noch bei ungünstiger Lage der Sondenspitze im rechten Ventrikel gehäufte Extrasystolen kommen.

a) Normale Druckgradienten

Wie bereits im Kapitel B. I. ausgeführt, ist der vasculäre Strömungswiderstand der Lungenstrombahn etwa 6—8mal kleiner als der des Körperkreislaufes. Dementsprechend sind die Druckgradienten für den Mitteldruck sehr klein und betragen zwischen Art. pulmonalis und linkem Vorhof normalerweise nicht mehr als 8—12 mm Hg. Da der Strömungswiderstand bei gesteigerter Lungendurchblutung z. B. während körperlicher Arbeit normalerweise erheblich in der Größenordnung von etwa 50% gesenkt werden kann, sind in dem angegebenen Bereich auch noch die normalen Druckgradienten für eine gesteigerte Lungendurchblutung enthalten. Bei korrekter Bestimmung des Mitteldruckes über mehrere Atemphasen ändert sich an diesem Druckgradienten auch bei vergrößerten intrathorakalen respiratorischen Druckänderungen größenordnungsmäßig nichts.

b) Definition des sogenannten Lungencapillardruckes, Vergleich mit der direkten Messung im linken Vorhof

Die Druckmessung im Lungenkreislauf wurde erst mit der routinemäßigen Einführung des Herzkatheterismus möglich. Anfänglich dachte man natürlich nur an die Druckmessung im rechten Vorhof und Ventrikel und in der Art. pulmonalis. Bald zeigte sich, daß man beim Vorschieben der Sonde in die Lungenperipherie bis zur Blockade des entsprechenden kleinen Astes der Art. pulmonalis einen viel niedrigeren, formal nicht den Verhältnissen in der Art. pulmonalis entsprechenden Druck registrierte, den man als Lungencapillardruck bezeichnete. Schließlich stellte sich heraus, daß dieser „Lungencapillardruck", von den Amerikanern später als wedge pressure oder PCV pressure bezeichnet, hinsichtlich Höhe und Druckablauf weitgehend mit dem Druck im linken Vorhof und in den Lungenvenen übereinstimmt. Diese Feststellung hatte große praktische Konsequenzen, da auf diese Weise der Herzkatheterismus hinsichtlich Druckbestimmung nicht nur das rechte Herz, sondern mit dem linken Vorhof auch einen Teil des linken Herzens der Untersuchung zugänglich machte, was insbesondere für die häufigen Mitralvitien von großer praktischer Bedeutung ist. Nach Einführung der direkten Punktion des linken Vorhofes, wobei heute die transbronchiale Methode (FAQUET, ALLISON, EULER) mittels Bronchoskopie, die paravertebrale transthorakale Punktion (BJÖRK) und die suprasternale Punktion (RADNER) angewandt werden, ergaben sich auch Vergleichsmöglichkeiten. Diese vergleichenden Untersuchungen wurden praktisch ausnahmslos bei Mitralvitien durchgeführt, da in diesen Fällen nicht nur der Druck erhöht ist, sondern auch der formale Druckablauf für die Beurteilung des Vitiums Bedeutung hat. Autoren, z. B. BÜCHERL, die die Technik des Herzkatheterismus und der direkten Punktion des linken Vorhofes gleicherweise gut beherrschen und hinsichtlich Druckmessung auch die Fehlermöglichkeiten und Artefakte gut kennen, stellten eine überraschend gute Übereinstimmung zwischen dem „Lungencapillardruck" und dem der direkten Messung im linken Vorhof fest. Die Übereinstimmung betrifft einmal die Druckhöhe mit Differenzen von etwa 2 mm Hg, wie sie noch im Fehlerbereich der üblichen Druckmessung liegen, und auch den formalen Druckablauf, was besonders für die Mitralvitien wichtig ist. Was aber den formalen Druckablauf betrifft, muß einschränkend betont werden, daß diese weitgehende, auch die zeitlichen Verhältnisse betreffende Übereinstimmung nur für Mitralvitien mit eindeutig erhöhtem Druck im linken Vorhof und deutlicher vorhofsystolischer Druckwelle bei Stenosen und ventrikelsystolischem Reflux bei Insuffizienzen gilt. Bei normalem, d. h. niedrigem Druck im linken Vorhof ist die formale Analyse des „Lungencapillardruckes" wegen der dann amplitudenmäßig stärker in Erscheinung tretenden Artefakte als Folge der Sondenbewegung im Zusammenhang mit der Atmung und anderen Faktoren praktisch unmöglich. Es bleibt hier nur die zuverlässige Bestimmung des Mitteldruckes. Abb. 33 zeigt bei einem Vorhofseptumdefekt den normalen Druck im linken Vorhof, der im Mitteldruck genau mit dem kurz vorher registrierten „Lungencapillardruck" übereinstimmt, sowie den Druck in der Art. pulmonalis, Art. femoralis und im rechten Ventrikel.

Entsprechend der niedrigen Eigenfrequenz des Meßsystemes bei Messungen durch eine Sonde wird die formale Analyse des „Lungencapillardruckes" auch bei Tachykardien und bei Vorhofflimmern erschwert oder unmöglich, so daß nur noch ein größerer ventrikelsystolischer Reflux im Falle einer Mitralinsuffizienz einigermaßen zuverlässig erfaßt werden kann, worauf noch bei der Besprechung der Befunde bei Mitralvitien eingegangen wird.

Wie kann man sich die, von den erwähnten Einschränkungen abgesehen, gute Übereinstimmung zwischen indirekter Messung des Druckes im linken Vorhof mittels des „Lungencapillardruckes" und der direkten Messung durch Vorhofpunktion erklären? Es ist offenbar so, daß das vollständige Blockieren einer kleinen Lungenarterie mit der Sonde den arteriellen Blutstrom im betreffenden Gefäß stoppt und damit an der Sondenspitze gewissermaßen statische Verhältnisse schafft, was die retrograde Messung des Druckes und der Druckänderungen in den Lungenvenen und damit auch im linken Vorhof ermöglicht. Diese Erklärung läßt sich experimentell gut stützen. Wird mit einem doppelläufigen Katheter ein Hauptast der Art. pulmonalis mit einem aufblasbaren Ballon blockiert, womit die Durchblutung der ganzen betreffenden Seite gestoppt wird, so mißt man distal der Blockade in der Art. pulmonalis einen hinsichtlich Höhe und Form dem „Lungencapillardruck" entsprechenden Druck. Die Bezeichnung Lungencapillardruck ist anatomisch irreführend, die Messung erfolgt in einer kleinen Lungenarterie, und der gemessene Druck entspricht dem in den Lungenvenen und im linken Vorhof. Die englische Bezeichnung "lung wedge pressure" ist deshalb zutreffender, da sie auf die Methode, nämlich die Blockierung, und nicht auf den Ort des Druckes hinweist, doch fehlt im Deutschen eine entsprechende Bezeichnung. Andererseits ist zu erwähnen, daß der wirkliche Druck in den Lungencapillaren größenordnungsmäßig nicht wesentlich vom Druck in den Lungenvenen abweicht. Es soll noch erwähnt werden, daß man bei der Sondierung einer

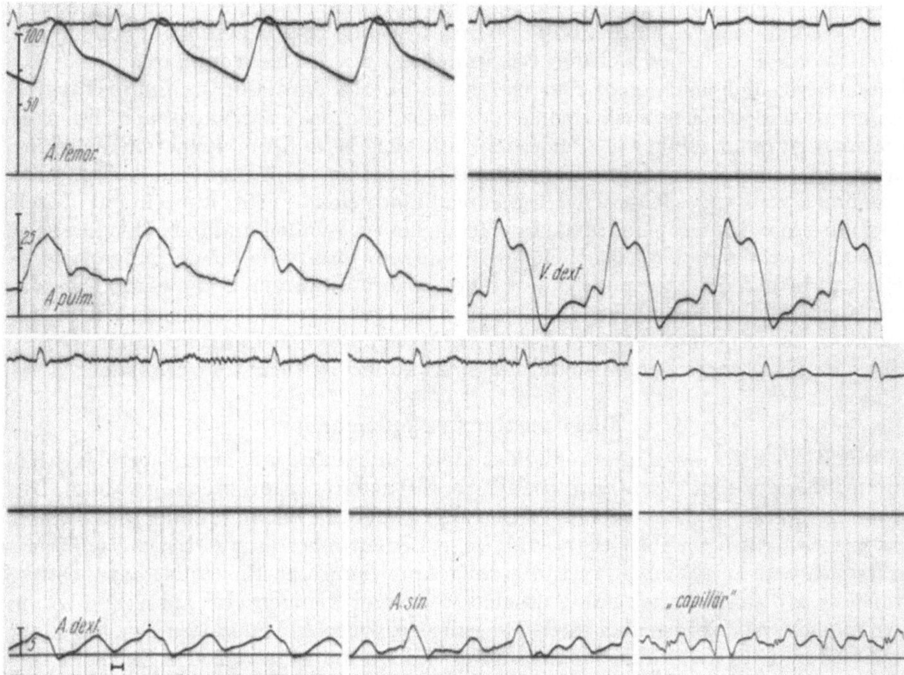

Abb. 33. *Vorhofseptumdefekt.* Messung des Druckes im rechten und linken Vorhof sowie in der Art. pulmonalis und femoralis und Registrierung des „Lungencapillardruckes". Letzterer entspricht quantitativ dem im linken Vorhof, ist aber formal durch zusätzliche Artefekte leicht deformiert. Im rechten Vorhof wie auch im linken werden die vorhofssystolischen Druckwellen sowie der Druckanstieg zu Beginn der Kammersystole mit Atrioventrikularklappenschluß gut registriert

Lungenvene, z. B. durch einen Vorhofseptumdefekt und Blockierung des Gefäßes durch Vorschieben der Sonde, bis sie in der Peripherie stecken bleibt, einen Druck mißt, der hinsichtlich Höhe und Druckablauf weitgehend dem in der Art. pulmonalis entspricht. Der Druck in der Art. pulmonalis wird also unter diesen Bedingungen durch die Arteriolen und Lungencapillaren bis zur Sonde in der Lungenvene übertragen. Diese von mehreren Autoren (BÜCHERL, CONNOLLY und WOOD, WEISSEL) bestätigte Erfahrung kann als weiterer experimenteller Beweis dafür gelten, daß mit der Blockierung eines Gefäßes und damit Aufhebung der Strömung im betreffenden Gebiet der Druck in dem dahinter liegenden Kreislaufgebiet gemessen werden kann. Durch Blockieren einer Lebervene ist es aus den gleichen Gründen auch möglich, den Druck im Pfortadersystem zu bestimmen.

Wird eine kleine Lungenarterie mit der Herzkathetersonde blockiert, so erhält man bei der Aspiration arterialisiertes Blut, was auch als Kontrollmethode für die richtige Blockierung und Lungencapillardruckmessung benutzt wird, was aber bei einiger Erfahrung mit Druckmessungen im Lungenkreislauf überflüssig ist. Es muß aber darauf hingewiesen werden, daß dieses retrograd aspirierte, arterialisierte Blut nicht in allen Fällen dem arteriellen Mischblut im linken Vorhof und in den peripheren Arterien entspricht. Es handelt sich immer um ein „regionäres" Blut, das zudem zweimal die Capillaren durchströmt und mit den Alveolargasen in Kontakt kommt. Bei Lungenkrankheiten mit ungenügendem Spannungsausgleich zwischen Alveolargasen und Lungencapillarblut (Diffusionsstörungen) ist deshalb das retrograd aspirierte Blut höher mit Sauerstoff gesättigt als das periphere arterielle Blut.

Wie bereits bei der Methodik der Druckmessung besprochen, soll noch einmal betont werden, daß sich bei der Bestimmung des „Lungencapillardruckes" das Manometer möglichst genau in „Herzhöhe" befinden sollte, damit sich keine Fehler als Folge eines zusätzlichen oder abzüglichen hydrostatischen Druckes ergeben. Durch Drehen des Patienten läßt sich beim Durchleuchten die Höhe der Sondenspitze im dorsoventralen Durchmesser einigermaßen abschätzen. Zudem ist zu empfehlen, den „Lungencapillardruck" nicht nur einmal durch Blockade eines, sondern mehrmals in verschiedenen Gefäßen und in beiden Lungenseiten zu bestimmen. Gelegentlich ist es sehr schwierig, eine kleine Lungenarterie richtig zu blockieren, indem die Sonde nicht dauernd während Systole und Diastole dicht der Gefäßwand anliegt. In diesem Fall wird der Blutstrom nicht dauernd blockiert, die Druckkurve ergibt dann eine Mischung von „Lungencapillardruck", Druck in der Art. pulmonalis und Artefakten und ist nicht zu verwerten.

c) Blockade der Art. pulmonalis

Die Blockade eines Hauptastes der Art. pulmonalis mit einem aufblasbaren Gummiballon durch einen doppelläufigen Katheter wurde bereits erwähnt. Die Methode hat zur präoperativen Abklärung, ob eine Pneumektomie hinsichtlich Lungenkreislauf noch toleriert wird, einige Bedeutung erlangt. In diesen Fällen mißt man den Druck nicht distal, sondern proximal der Blockade, um zu kontrollieren, ob der Druck nach Ausschaltung einer Lungenseite ansteigt. Unter normalen Verhältnissen führt die Steigerung der Durchblutung der nicht blockierten Seite zu einer Senkung des Strömungswiderstandes, so daß der Druck in der Art. pulmonalis nicht wesentlich ansteigt und keine pathologischen Werte erreicht. Ist hingegen der Strömungswiderstand auf der verbleibenden Seite bereits erhöht und weitgehend fixiert, so steigt der Druck mit der Blockade erheblich an, sofern vor der Blockade die betreffende Lungenseite noch durchblutet wurde. Der Druck ändert sich natürlich nicht wesentlich, falls die blockierte und zu entfernende Lungenseite bereits weitgehend aus dem Lungenkreislauf ausgeschaltet ist. Ein während der Pulmonalisblockade signifikant ansteigender und pathologische Werte erreichender Druck ist eine Gegenindikation gegen die Pneumektomie. Nach eigener Erfahrung kann die Frage, ob in Grenzfällen eine Pneumektomie noch toleriert wird, in weitaus der Mehrzahl der Fälle auch ohne Herzkatheterismus und Pulmonalisblockade beantwortet werden (ROSSIER, BÜHLMANN und WIESINGER).

d) Berechnung von Klappenöffnungsflächen im Lungenkreislauf

GORLIN und GORLIN haben einige hydrodynamische Prinzipien für die Berechnung von Klappenstenosen auf den Lungenkreislauf übertragen. Eine Stenose führt zu einer Beschleunigung des Stromes, die einen Druckabfall zur Folge hat, da die Beschleunigung Energie verbraucht. Vereinfacht man die Stenose zu einer starren, blendenförmigen Öffnung, so läßt sich aus Durchflußvolumen pro Zeiteinheit und Beschleunigung im Bereich der Stenose mit den Druckgradienten die Oberfläche des Ostiums errechnen.

$$q = \frac{\dot{V}}{\sqrt{2\,g \cdot (p_1 - p_2)}}$$

$(g = \text{Erdbeschleunigung} = 981 \quad \sqrt{2\,g} = 44{,}5 \quad \dot{V} = \text{Stromstärke})$

Mit der Umrechnung von mm Hg in cm Wasser ergibt sich der Faktor 1, 36, $\sqrt{1{,}36} = 1{,}17$, der noch berücksichtigt werden sollte. Dazu kommen für die Übertragung dieser Formel auf den Lungenkreislauf verschiedene Unsicherheitsfaktoren, weil die Stenosen weder absolut starr noch blendenförmig sind und der Blutfluß nicht konstant, sondern pulsatil erfolgt, was eine dauernde Änderung der Strömungsgeschwindigkeit bedeutet. Die Berechnung hat deshalb nur approximative Bedeutung, gibt aber doch wertvolle Anhaltspunkte für die Schwere der Stenose. Die nomographische Darstellung der Beziehungen zwischen Druckgradient, Durchflußvolumen und Oberfläche des Ostiums (Abb. 34 und 35) gibt einen guten Eindruck über die Auswirkung einer Stenose auf die Größe des Druckgradienten. Dazu ist zu bemerken, daß eine allfällige Änderung der Unsicherheitsfaktoren in den Berechnungsformeln am Bild dieser Darstellung nicht viel ändern würde, da die Form der Verbindungskurven gleicher Durchflußvolumen bei verschiedenen Öffnungsflächen durch die prinzipiell richtige Beziehung $\sqrt{p_1 - p_2}$ gegeben ist. Für das Pulmonalostium ergibt sich nach Gorlin folgende Formel:

$$q \text{ cm}^2 \text{ Pulmonalis} = \frac{V \text{ cm}^3/\text{sec}}{44{,}5 \cdot \sqrt{\text{Vdsm} - \text{PAm}}}$$

(Vdsm = systolischer Mitteldruck im rechten Ventrikel,
PAm = Mitteldruck in der Art. pulmonalis).

Das Schlagvolumen dividiert durch die Systolendauer in sec, die anhand des EKG oder besser des Phonokardiogramms bestimmt wird, ergibt das Durchflußvolumen pro sec. Die normalen Werte liegen zwischen 120—220 cm³/sec. Für die Art. pulmonalis kann ohne großen Fehler statt des systolischen der übliche über Systole und Diastole integrierte Mitteldruck eingesetzt werden.

Aus der nomographischen Darstellung geht hervor, daß auch bei großen Durchflußvolumen die Druckdifferenz kleiner als 5 mm Hg und damit nicht mehr sicher bestimmbar ist, sofern die Oberfläche des Ostiums größer als 2 cm² ist. Eine Öffnungsoberfläche von mehr als 2 cm² stellt somit praktisch keine Stenosierung mehr dar. Ist die Oberfläche kleiner als 1,0 cm², so ergibt sich schon für kleine Durchflußvolumen von 100 cm³/sec eine signifikante Druckdifferenz; ist diese größer als 25 mm Hg, so kann man auch ohne Kenntnis des Durchflußvolumens annehmen, daß die Oberfläche des Pulmo-

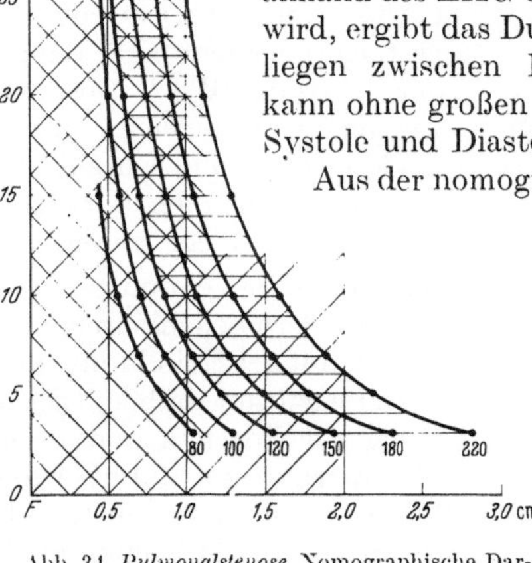

Abb. 34. *Pulmonalstenose.* Nomographische Darstellung zwischen Öffnungsfläche des Pulmonalostiums, Stromstärke pro sec und Druckgradient zwischen systolischem Mitteldruck im rechten Ventrikel und in der Art. pulmonalis (unterhalb 1,5 cm² schwere Stenose)

nalostiums nicht mehr als 1,0 cm² beträgt. Es sei noch erwähnt, daß man bei sehr schweren Stenosen theoretisch noch den Querschnitt der Sonde in der Größenordnung von etwa 0,03—0,04 cm² als Korrekturfaktor berücksichtigen sollte.

Für die Mitralklappen hat GORLIN folgende Formel angegeben:

$$q \; \mathrm{cm}^2 = \frac{V \; \mathrm{cm}^3/\mathrm{sec}}{31 \cdot \sqrt{\overline{PCm} - 5}}$$

Da der diastolische Füllungsdruck im linken Ventrikel bei Mitralvitien nicht direkt meßbar ist, setzt man den normalen Wert von 5 mm Hg ein, womit sich insbesondere bei kombinierten Vitien eine zusätzliche Fehlerquelle ergibt. Das Durchflußvolumen pro sec errechnet sich für Mitralis aus Schlagvolumen dividiert durch die Diastolendauer, die am besten mit dem Phonokardiogramm bestimmt wird.

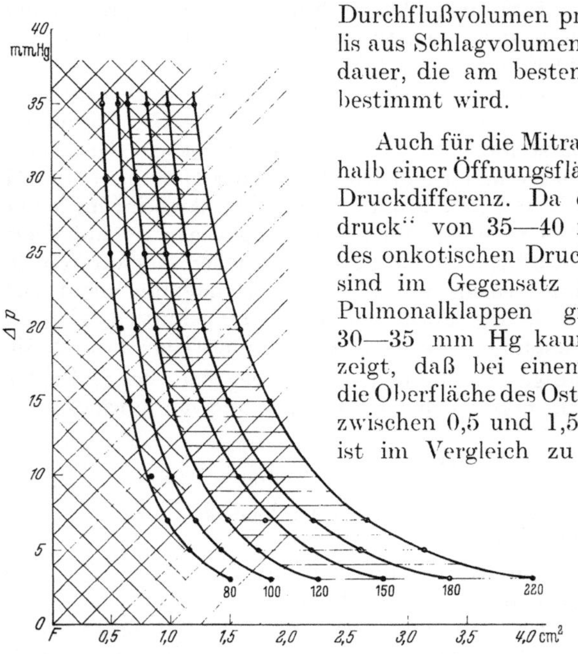

Auch für die Mitralklappen ergibt sich erst unterhalb einer Öffnungsfläche von 2 cm² eine signifikante Druckdifferenz. Da es bei einem „Lungencapillardruck" von 35—40 mm Hg wegen Überschreiten des onkotischen Druckes zum Lungenödem kommt, sind im Gegensatz zu den Verhältnissen an den Pulmonalklappen größere Druckgradienten als 30—35 mm Hg kaum möglich. Das Nomogramm zeigt, daß bei einem Gradienten von 35 mm Hg die Oberfläche des Ostiums je nach Durchflußvolumen zwischen 0,5 und 1,5 cm² liegen kann. Der Bereich ist im Vergleich zu den Pulmonalklappen erheblich größer. Es ist auch ersichtlich, daß z. B. bei einer Stenose mit einer Oberfläche von 1,0 cm² das eher kleine Durchflußvolumen von 120 cm³/sec nur auf 180 cm³/sec gesteigert werden muß, damit der kritische Wert für das Lungenödem erreicht wird. Andererseits sind Durchflußvolumen von mehr als 200 cm³/sec nur mit Klappenöffnungsoberflächen von mehr als 1,0 cm² vereinbar.

Abb. 35. *Mitralstenose.* Nomographische Darstellung zwischen Öffnungsfläche der Mitralis, Stromstärke pro sec und Druckgradient zwischen Mitteldruck im linken Vorhof und normalem diastolischen Druck im linken Ventrikel von 5 mm Hg

Abschließend soll noch einmal betont werden, daß diese Berechnungen von Klappenstenosen wegen der Unsicherheitsfaktoren und Fehlermöglichkeiten, insbesondere bei der Herzminutenvolumenbestimmung und damit der Errechnung des Durchflußvolumens, für die Praxis nur approximative Bedeutung haben. Doch ergibt sich für den, der sich einmal mit der Ableitung der Formeln und ihrer nomographischen Darstellung beschäftigt hat, ein sehr instruktives Bild über die diesbezüglichen Verhältnisse im Lungenkreislauf. Man darf heute annehmen, daß die Formel für die Pulmonalklappen weitgehend auch für die Aortenklappen anwendbar ist. Auf die Berechnung des Rückflusses bei Mitralinsuffizienz soll hier nicht näher eingegangen werden, da diese Formeln zuviel Unsicherheitsfaktoren enthalten und deshalb gar keine praktische Bedeutung erlangt haben.

II. Die Druckmessung bei Pulmonalklappenfehlern und angeborenen Herzmißbildungen

a) Pulmonalstenose

Bei den Pulmonalstenosen handelt es sich in der Regel um angeborene Mißbildungen; die erworbene Pulmonalstenose beim metastasierenden Dünndarmcarcinoid wurde bereits erwähnt. Bei den angeborenen Herzmißbildungen sind

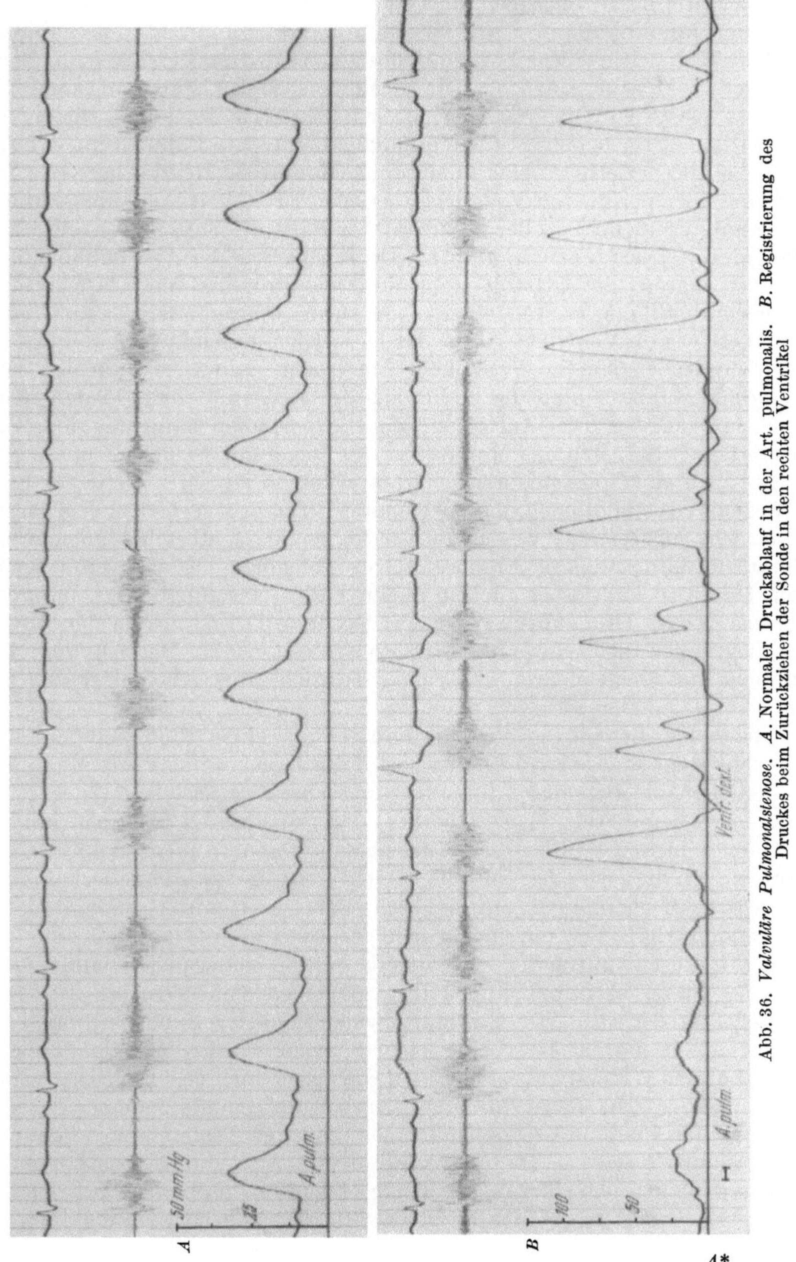

Abb. 36. *Valvuläre Pulmonalstenose.* *A.* Normaler Druckablauf in der Art. pulmonalis. *B.* Registrierung des Druckes beim Zurückziehen der Sonde in den rechten Ventrikel

die isolierten Pulmonalstenosen von denen mit weiteren Mißbildungen zu unterscheiden. Die Differenzierung erfolgt nicht mit der Druckmessung, sondern mit anderen Methoden wie Angiokardiographie und Untersuchung der Blutgase im Herzen und im peripheren arteriellen Blut. Bei der isolierten Pulmonalstenose ist die arterielle Sauerstoffsättigung immer normal bzw. hoch. Für die operative Therapie ist für isolierte und mit anderen Mißbildungen kombinierte Pulmonalstenosen die Unterscheidung der 2 anatomischen Formen, nämlich der valvulären und der infundibulären Stenose, sehr wichtig. Bei der valvulären Stenose, deren operative Erweiterung technisch einfacher ist, betrifft die Stenose nur den Klappenring; bei der infundibulären Form ist die Ausflußbahn im Conus pulmonalis proximal der Klappen, eventuell unter Bildung eines dritten Ventrikels im Bereich der Kammermuskulatur, eingeengt. Hier ist eine einfache Sprengung unmöglich, sondern eine plastische Operation am offenen Herzen notwendig. Die sicherste Unterscheidung dieser beiden Formen ermöglicht eine gute Füllung mit Kontrastmittel, wobei die gezielte Angiokardiographie durch die Herzkathetersonde der Füllung von einer peripheren Vene her überlegen ist. Aber auch eine sorgfältige Druckmessung ermöglicht in der Mehrzahl der Fälle die Differenzierung. Distal der Klappen registriert man den üblichen Druckablauf in der Art. pulmonalis, der Druck sinkt während der Diastole nicht auf 0 ab. Proximal der Klappen im Bereiche einer infundibulären Stenose sinkt der Druck während der Diastole auf den gleichen Wert wie im Ventrikel selbst, der Druckablauf gleicht formal, abgesehen von der Amplitude, dem im Ventrikel. Am besten registriert man den Druck kontinuierlich, während man die Sonde aus der Art. pulmonalis in den rechten Ventrikel zurückzieht. Das Auftreten von Extrasystolen kann die Beurteilung erschweren, doch läßt sich das Manöver in der Regel gut wiederholen. Liegt die Sondenspitze in einer poststenotischen Dilatation, so ist der registrierte Druckablauf wegen Wirbelbildungen und turbulenter Strömung gestört und in formaler Hinsicht nicht auswertbar, was in diesen Fällen die Unterscheidung zwischen valvulärer und infundibulärer Stenose oft verunmöglicht. Etwas weiter peripher in einem Hauptast kann aber auch in diesen Fällen eine für die Art. pulmonalis formal verwertbare Druckkurve registriert werden. Der Druck in der Art. pulmonalis liegt auch bei schwersten Stenosen meistens im Bereich der Norm, ist also nicht auffallend niedrig, in formaler Hinsicht unterscheidet er sich kaum von einer normalen Druckkurve.

Entscheidende Bedeutung für die Feststellung einer Pulmonalstenose hat deshalb nicht Höhe und formaler Druckablauf des Druckes in der Art. pulmonalis, sondern lediglich die Mitteldruckdifferenz zum rechten Ventrikel.

Aus dem Schema Abb. 34 geht hervor, daß bei leichten Stenosen mit einer Oberfläche von mehr als 1,5 cm² die Mitteldruckdifferenzen nicht mehr als 10 mm Hg betragen. In diesen Fällen sind die subjektiven Beschwerden eher gering und die Anpassungserscheinungen des rechten Ventrikels mit Hypertrophie und entsprechenden EKG-Veränderungen sehr diskret, womit dann oft das laute systolische Geräusch kontrastiert. Bei den dargestellten Beispielen handelt es sich um schwere Stenosen mit Klappenöffnungsflächen von weniger als 1,0 cm². In der Regel ist der vasculäre Strömungswiderstand der Lungenstrombahn bei Pulmonalstenosen normal bzw. eher niedrig, doch wurden einzelne Fälle mit deutlich erhöhtem Widerstand beschrieben, die dann einen erhöhten Druck in der Art. pulmonalis hatten. Es ist durchaus denkbar, daß einmal bei einer Kombination von leichter Pulmonalstenose mit einer schweren Widerstandserhöhung im Lungenkreislauf infolge vasculärer Prozesse der „peripheren" Stenose und nicht der der Pulmonalklappen die entscheidende hämodynamische und prognostische Bedeutung zukommt. Aber auch in dieser Situation läßt sich ein der Pulmonalstenose entsprechender Druckgradient zwischen Art. pulmonalis und rechtem Ventrikel feststellen, der aber viel kleiner ist als zwischen Art. pulmonalis und linkem Vorhof.

Bei der seltenen Kombination von offenem D. Botalli mit Pulmonalstenose komplizieren sich die Verhältnisse bezüglich des Druckgradienten. Bei einer leichten Pulmonalstenose mit D. Botalli und massivem Links-Rechts shunt kann der Druckgradient fehlen. Er bleibt bei einer schweren Stenose erhalten, sofern der Strömungswiderstand der Lungenstrombahn nicht stark erhöht ist. Dies ist

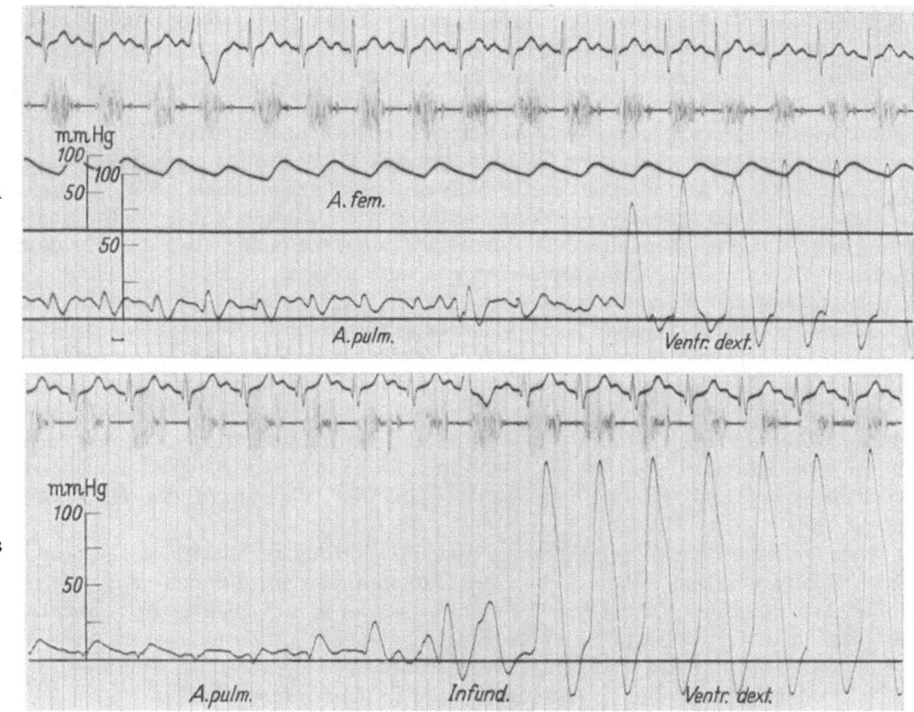

Abb. 37. *Pulmonalstenose*. A. valvuläre Stenose, B. infundibuläre Stenose

nicht mehr der Fall bei einer Kombination von Pulmonalstenose, Ventrikelseptumdefekt und großem offenem D. Botalli, sowie massiver Widerstandserhöhung im Lungenkreislauf. Wir verfügen über eine entsprechende Beobachtung. Wenn sich unter diesen Verhältnissen der Widerstand der Lungenstrombahn dem des Körperkreislaufes angleicht und durch den Ventrikelseptumdefekt und den offenen D. arteriosus eine weitgehende Durchmischung des Blutes zustandekommt, ergibt sich unabhängig von der Schwere der Pulmonalstenose in der Aorta und in der Art. pulmonalis praktisch der gleiche Druck. Der Druck kann dann hinsichtlich des systolischen Endwertes und Mitteldruckes mit dem im rechten Ventrikel übereinstimmen, so daß keine Druckdifferenz mehr nachweisbar ist. Auch ohne zusätzlichen Ventrikelseptumdefekt ist es bei dieser kombinierten Mißbildung möglich, daß der Druckgradient verschwindet, doch ist in diesem Fall der Druck in der Art. pulmonalis niedriger als in der Aorta, der Widerstand der Lungenstrombahn der Lunge niedriger als der des Körpers, das Herzminutenvolumen für die Lungen größer als für den Körper, und da der shunt zur Hauptsache von links nach rechts gerichtet ist, fehlt eine deutliche Cyanose.

Ähnliche Verhältnisse entstehen auch nach einer Anastomose zwischen Art. subclavia und Art. pulmonalis (Operation nach BLALOCK-TAUSSIG). Soviel man heute weiß, kann es nach dieser Operation wie beim offenen D. Botalli zu schweren, den Strömungswiderstand erhöhenden Lungengefäßveränderungen kommen, so daß sich eine schwere pulmonale Hypertonie entwickelt und die erwünschte und anfänglich auch erreichte Steigerung der Lungendurchblutung wegen der zu großen Belastung für den linken Ventrikel wieder abnimmt. Diese Operation wird deshalb heute nur noch ausnahmsweise als Notbehelf durchgeführt, wenn die operative Erweiterung der Pulmonalstenose unmöglich ist.

Bei einfachen Vorhof- oder Ventrikelseptumdefekten mit massivem Links-Rechts shunt und gesteigerter Lungendurchblutung findet man oft zwischen rechtem Ventrikel und Art. pulmonalis eine Differenz für den systolischen Druck, was gelegentlich als relative Pulmonalstenose interpretiert wird. Meistens handelt es sich bei diesen scheinbaren systolischen Druckdifferenzen um Artefakte infolge systolischer Schleuderzacken im rechten Ventrikel. Bestimmt man den Mitteldruck im rechten Ventrikel, so ergibt sich in diesen Fällen auch bei Mitberücksichtigung der Schleuderzacke oft keine signifikante Differenz zur Art.pulmonalis (vgl. auch Abb. 11). Nur eine Mitteldruckdifferenz von mehr als 4 mm Hg darf in diesen Fällen als Pulmonalstenose interpretiert werden.

Das Extrem der Pulmonalstenose, die *Pulmonalatresie* ist nur in Kombination mit einem größeren Vorhof- oder Ventrikelseptumdefekt sowie einem offenen D. Botalli mit dem Leben vereinbar. Im Falle eines Ventrikelseptumdefektes muß der Druck im rechten Ventrikel stark erhöht sein, damit der shunt von rechts nach links gerichtet ist, so daß sich funktionell und oft auch anatomisch ein gemeinsamer Ventrikel ergibt, wie es auch beim Fehlen oder einem nur rudimentär entwickelten rechten Ventrikel der Fall ist. Für die Druckdifferenz zwischen Aorta und Art. pulmonalis ist dann der Widerstand des D. Botalli maßgebend.

Abschließend sei noch auf die sehr seltene Mißbildung der multiplen Pulmonalstenosen hingewiesen, wobei es sich um Einengungen im Bereiche der mittelgroßen Äste handelt. Distal dieser Stenosen ist der Druck niedrig bzw. normal, proximal in den Hauptästen und im Stamm der Art. pulmonalis stark erhöht. Der Druck kann nur deutlich erhöht sein, wenn diese Stenosen die Mehrzahl der mittleren oder auch kleineren Äste auf beiden Lungenseiten betreffen.

b) Pulmonalklappeninsuffizienz

Ob es eine angeborene isolierte Pulmonalklappeninsuffizienz gibt, darf bezweifelt werden. Die erworbene Insuffizienz wird auf Grund eines Auskultationsbefundes eher zu häufig diagnostiziert. Überzeugende Druckkurven mit einer großen Druckamplitude und einem sicheren diastolischen Reflux sowie Druck entsprechend dem im rechten Ventrikel finden sich in der Literatur nur sehr selten. Dabei handelt es sich meist um relative Pulmonalklappeninsuffizienzen bei vorbestehender pulmonaler Hypertonie. Wir verfügen über eine Beobachtung einer isolierten Pulmonalklappeninsuffizienz rheumatischer Ätiologie, wobei es sich um die einzige Beobachtung einer sicheren Insuffizienz in unserem ganzen Krankengut handelt (SCHAUB u. BÜHLMANN).

Interessant ist, daß wegen der vergrößerten Amplitude und des erheblichen Pendelvolumens die Hilusgefäße stark erweitert sind und deutlich pulsieren wie bei einer gesteigerten Lungendurchblutung wegen Links-Rechts shunt und pulmonaler Hypertonie, obwohl der Mitteldruck in der Art. pulmonalis gar nicht wesentlich erhöht ist. Wegen des großen Pendelvolumens ergibt sich trotzdem eine vergrößerte Belastung des rechten Ventrikels, die auch elektrokardiographisch mit einer Rechtshypertrophie zum Ausdruck kommt. Das klinische Bild der Pulmonalklappeninsuffizienz kann also Anlaß zur Verwechslung mit einem angeborenen Herzfehler mit gesteigerter Lungendurchblutung und pulmonaler Hypertonie geben.

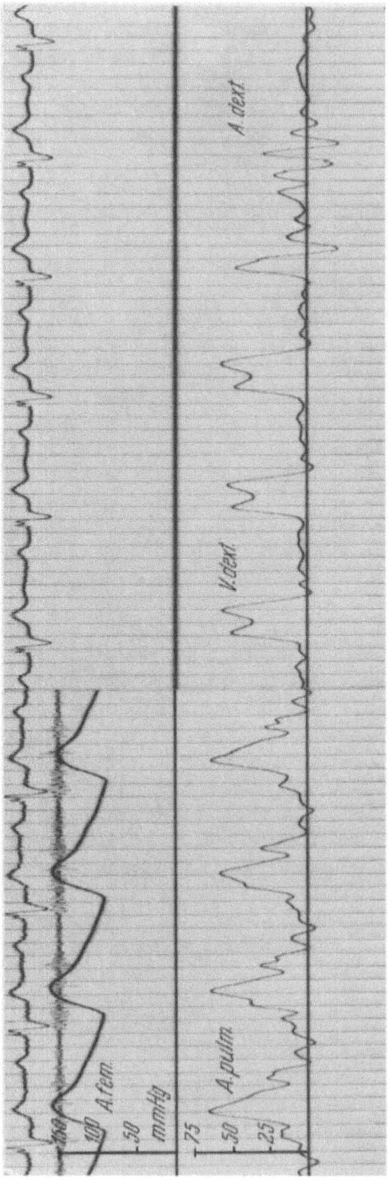

c) Druckmessung bei angeborenen Herzmißbildungen

Nach ausführlicher Besprechung der Pulmonal- und Aortenisthmusstenose, sowie der Tricuspidalfehler, bei denen der Druckmessung große diagnostische Bedeutung zukommt, sollen die anderen angeborenen Herzfehler zusammenhängend besprochen werden. Da es sich in dieser Arbeit um die Befunde und Ergebnisse der Druckmessungen handelt, ist eine generelle Einteilung in zwei Hauptgruppen möglich:

1. Angeborene Herzfehler mit normalem oder nur leicht erhöhtem Strömungswiderstand im Lungenkreislauf.

2. Angeborene Herzfehler mit primär stark erhöhtem Strömungswiderstand im Lungenkreislauf.

Bei der ersten Gruppe ist der Druck in der Art. pulmonalis normal oder nur leicht erhöht, wobei unter leicht Mitteldruckwerte bis 30 mm Hg zu verstehen sind. In diese Gruppe gehören der Vorhofseptumdefekt, Einmünden von Lungenvenen in den rechten Vorhof oder in die V. cava superior bis zur vollständigen Lungenvenentransposition mit Vorhofseptumdefekt, weiter der kleine Ventrikelseptumdefekt (Morbus Roger), der offene Ductus Botalli, das arterio-venöse Lungenaneurysma und schließlich das Einmünden einer Hohlvene in den linken Vorhof. Nur bei den beiden letzteren Mißbildungen und beim gemeinsamen Vorhof sowie der vollständigen Lungenvenentransposition mit Vorhofseptumdefekt besteht von Geburt an eine Mischblutcyanose, alle anderen angeführten Mißbildungen haben einen Links-Rechts shunt. Der Druck im rechten Vorhof ist beim Vorhofseptumdefekt um einige mm Hg erhöht, was aber keine diagnostische Bedeutung hat. Mißt man bei einem größeren Vorhofseptumdefekt mit einer Doppelsonde simultan den Druck im linken und rechten Vorhof, so ergibt sich, wie es auch für Abb. 33 und 39 zutrifft, eine weitgehende Identität hinsichtlich Druckhöhe, Druckablauf und zeitlicher Verhältnisse. In diesen Fällen besteht

Abb. 38. *Pulmonalklappeninsuffizienz.* Druckablauf in der Art. pulmonalis und Art. femoralis sowie im rechten Ventrikel und im rechten Vorhof bei einer isolierten rheumatischen Pulmonalklappeninsuffizienz

auch immer ein massiver Links-Rechts shunt. Bei einem kleinen Vorhofseptumdefekt und beim offenen Foramen ovale läßt sich bei einer sorgfältigen Druckmessung immer eine leichte Druckdifferenz zwischen beiden Vorhöfen nachweisen.

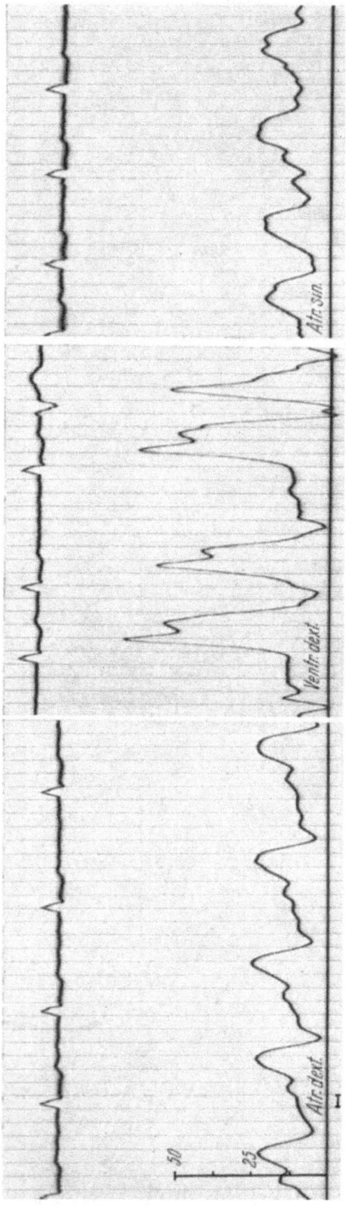

Bei einem großen Vorhofseptumdefekt sind die Druckwerte in den Vorhöfen, wie bereits erwähnt, meistens leicht erhöht, doch beträgt der Mitteldruck immer weniger als 10 mm Hg. Kommt es jedoch zu einer Herzinsuffizienz und -dilatation, so kann sich das Bild einer gleichzeitigen Insuffizienz der Mitral- und Tricuspidalklappen ergeben.

Beim gemeinsamen Vorhof besteht gelegentlich eine Anomalie der Mitralklappen mit Mitralinsuffizienz, die dann auch zu einem ventrikelsystolischen Reflux in die Hohlvenen führt. Beim Cor triatrium besteht vor dem linken Vorhof ein 2. Vorhof; ist die Kommunikation zwischen diesen beiden Vorhöfen sehr eng, so ergibt sich das Bild einer Mitralstenose mit erhöhtem „Lungencapillardruck" und Lungenstauung. Ähnlich liegen die Verhältnisse beim Lutembacher Syndrom, der Kombination von Stenose der Mitralklappen mit Vorhofseptumdefekt, nur besteht hier zusätzlich ein Links-Rechts shunt. In der Art. pulmonalis ist bei beiden Mißbildungen der Druck entsprechend der Lungenstauung erhöht.

Bei allen angeführten Mißbildungen mit primärem Links-Rechts shunt, wie auch beim Cor triatrium und dem Lutembacher Syndrom und der arterio-venösen Lungenfistel, kommt es in einem gewissen Prozentsatz mit der Zeit auf Grund teilweise unbekannter Faktoren zu einer massiven Erhöhung des Strömungswiderstandes der Lungenstrombahn als Folge histologischer Veränderungen an den kleinen und kleinsten Lungengefäßen. Der Druck im rechten Ventrikel und in der Art. pulmonalis ist dann schließlich immer stark erhöht und dem im linken Ventrikel bzw. Aorta angeglichen, was eine teilweise shunt-Umkehr und Cyanose zur Folge hat (spätcyanotische Vitien). Da auch retrograd der Druck im rechten Vorhof leicht ansteigt, gilt dies auch für den Vorhofseptumdefekt mit massiver pulmonaler Hypertonie. Damit durch einen offenen D. Botalli ein Teil des Blutes aus der Art. pulmonalis in die Aorta fließt, muß der Strömungswiderstand der Lungenstrombahn größer sein als der des Körperkreislaufes. Die Cyanose betrifft

Abb. 39. *Vorhofseptumdefekt.* Gleichzeitige mittelschwere Tricuspidal- und Mitralklappeninsuffizienz. Registrierung des Druckes im rechten und linken Vorhof sowie im rechten Ventrikel (Ostium primum)

in diesen Fällen zur Hauptsache die untere Körperhälfte, die Diagnose kann aus
der Sauerstoffsättigungsdifferenz zwischen rechtem Arm und Bein gestellt werden.

Mit diesen komplizierenden, den Widerstand stark erhöhenden Lungengefäßveränderungen — man kann von sekundärer Pulmonalsklerose sprechen —
nähern sich die Verhältnisse denen der angeborenen Herzfehler mit primär, d. h.
von Geburt an hohem Widerstand der Lungenstrombahn, stark erhöhtem Druck
in der Art. pulmonalis sowie Cyanose von Geburt an.

Für diese 2. Hauptgruppe kann als allgemeine Regel angeführt werden, daß
bei einer breiten Verbindung zwischen beiden Ventrikeln bis zum gemeinsamen
Ventrikel und bei breiter Verbindung zwischen Aorta und Art. pulmonalis wie
z. B. Truncus arteriosus communis eine mit dem Leben vereinbare Verteilung des

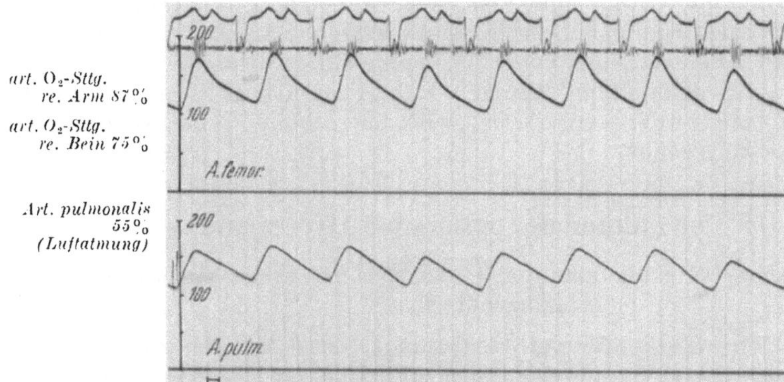

Abb. 40. *D. Botalli*. Schwere pulmonale Hypertonie bei einem offenen D. arteriosus wegen massiver Erhöhung
des Strömungswiderstandes der Lungenstrombahn. Shunt-Umkehr. Mitteldruck in der Art. pulmonalis gleich
wie in der Art. femoralis

Blutes in die Aorta und in die Art. pulmonalis, d. h. in den Körper- und Lungenkreislauf nur bei einem hohen, dem des Körpers angeglichenen Strömungswiderstand im Lungenkreislauf möglich ist. Bei der Kombination von großem Ventrikelseptumdefekt und Pulmonalstenose (FALLOT) bietet letztere auch ohne Lungengefäßveränderungen den für die Blutverteilung auf beide Kreisläufe nötigen
Widerstand. Eine gelegentliche Ausnahme von dieser Regel macht die Pulmonalatresie mit Versorgung der Lunge über einen offenen D. Botalli, wobei letzterer
einen genügenden Widerstand darstellen kann, damit nicht der größte Teil des
Blutes aus der Aorta in die Art. pulmonalis fließt, sondern ein mit dem Leben
vereinbarer Teil auch in den Körperkreislauf gelangt.

Das häufigste Beispiel einer breiten Verbindung beider Herzkammern stellt
der Eisenmenger Komplex dar, bei dem auch die den Widerstand erhöhenden
Lungengefäßveränderungen histologisch am besten studiert sind. Der Druck in
der Art. pulmonalis entspricht praktisch dem in der Aorta unabhängig vom Grad
deren Dextroposition. Es besteht immer eine schwere Mischblutcyanose und ein
gemischter shunt. Ist der Widerstand der Lungenstrombahn etwas niedriger als
der des Körpers, so kann der Links-Rechts shunt überwiegen und die Lungendurchblutung größer als die des Körperkreislaufes sein.

Ganz ähnliche Verhältnisse ergeben sich bei der kompletten Transposition von
Aorta und Art. pulmonalis mit Ventrikelseptumdefekt. In der Aorta und in der
Art. pulmonalis ist der Druck etwa gleich hoch.

Der Truncus arteriosus communis setzt ebenfalls einen dem Körperkreislauf
angeglichenen Strömungswiderstand der Lungenstrombahn sowie einen großen

Ventrikelseptumdefekt voraus. Diese Mißbildung ist gelegentlich schwierig von der Pulmonalatresie zu differenzieren.

Das Cor biloculare ist mit einer gemeinsamen Atrioventrikularklappe kombiniert. Sofern eine Art. pulmonalis vorhanden ist, ergibt sich Druckgleichheit mit der Aorta, fehlt die Art. pulmonalis, so erfolgt die Lungendurchblutung über einen offenen D. Botalli. Die Art. pulmonalis ist beim Cor triloculare (2 Vorhöfe) meist vorhanden, der Druck ist ebenfalls gleich wie in der Aorta. Bei beiden Mißbildungen ergibt sich ein gemeinsamer Ventrikel und damit, wie bereits bei der Tricuspidalatresie erwähnt, eine frühcyanotische, angeborene Herzmißbildung ohne elektrokardiographisch nachweisbare Rechtshypertrophie. Bei der Kombination all dieser Mißbildungen mit einer Aortenisthmusstenose ist eine Druckdifferenz zwischen rechtem Arm und Bein nachweisbar.

Die Mitralatresie mit Vorhof- und Ventrikelseptumdefekt, durch den ein Teil des Blutes durch einen rudimentären linken Ventrikel zur Aorta gelangt, weist ebenfalls im rechten Ventrikel und in der Art. pulmonalis einen sehr hohen Druck auf. Es ist die einzige Mißbildung, bei der Druck in der Art. pulmonalis deutlich höher liegen kann als in der Aorta. Der Druck im rechten Vorhof ist in diesen Fällen ebenfalls leicht erhöht.

III. Cor pulmonale, pulmonale Hypertonie

a) Definition des Cor pulmonale und Ursachen einer Widerstandserhöhung im Lungenkreislauf

Seit der Einführung des Herzkatheterismus ist das Cor pulmonale eine für Internisten und Kardiologen interessante Herzaffektion geworden, wie es ein sehr umfangreiches Schrifttum beweist. Die Ergebnisse eigener Untersuchungen sind in der Monographie „Physiologie und Pathophysiologie der Atmung" von ROSSIER, BÜHLMANN und WIESINGER zusammengefaßt.

Unter chronischem Cor pulmonale verstehen wir alle die Anpassungserscheinungen des Herzens, insbesondere die Muskelhypertrophie des rechten Ventrikels, die wegen seiner vermehrten Arbeitsleistung entsteht und als Folge einer primären Lungenerkrankung aufzufassen ist. Erkrankungen des linken Herzens, die sekundär über eine Lungenstauung zu einer vermehrten Belastung des rechten Ventrikels führen, sowie angeborene Herzfehler, die wie die Pulmonalstenose als solche oder wie z. B. der Eisenmenger Komplex und Ventrikel- und Vorhofseptumdefekt, sowie der offene D. Botalli über sekundäre Veränderungen an den kleinen Lungengefäßveränderungen zu einer Widerstandserhöhung im Lungenkreislauf und zu einer Rechtshypertrophie führen können, werden mit dieser strengen Definition des Cor pulmonale nicht berücksichtigt. Die Rechtshypertrophie kann beim Lebenden nur in etwa der Hälfte der Fälle erfaßt werden. Stützt man sich aber auf die Feststellung eines erhöhten Strömungswiderstandes und einer Druckerhöhung im Lungenkreislauf, so ist mit den heute zur Verfügung stehenden Untersuchungsmethoden in jedem Fall eine sichere Diagnose möglich.

Pulmonale Hypertonie, Cor pulmonale, kardiale Rechtsinsuffizienz sind keineswegs Synonima, hämodynamisch muß die kompensierte pulmonale Hypertonie von der Rechtsinsuffizienz unterschieden werden, letztere ist durch eine Erhöhung des diastolischen Füllungsdruckes im rechten Ventrikel charakterisiert.

Als Ursachen der Widerstandserhöhung können wir heute 2 prinzipiell verschiedene Möglichkeiten unterscheiden:

1. Einschränkung der Lungenstrombahn aus anatomischen Gründen mit Verlust oder Umwandlung des ganzen Lungenparenchyms wegen destruktiven

und restriktiven Prozessen, Lungenresektionen usw. oder wegen vorwiegend die
Gefäße betreffenden Veränderungen mit Obliterieren und Veröden von Lungencapillaren, thrombangitische Prozesse, multiple Embolien usw. In diesen Fällen
ist der erhöhte Widerstand weitgehend fixiert.

2. Funktionelle bzw. reflektorische Engerstellung der kleinen Lungengefäße,
insbesondere der Arteriolen. In diesen Fällen kann der Widerstand durch entsprechende Maßnahmen gesenkt werden. Die wichtigste und häufigste Ursache
ist die alveoläre Hypoventilation, die Globalinsuffizienz nach ROSSIER, respiratory
acidosis der amerikanischen Autoren. Es handelt sich hier um einen direkten
Einfluß der wegen der Hypoventilation pathologisch veränderten alveolären

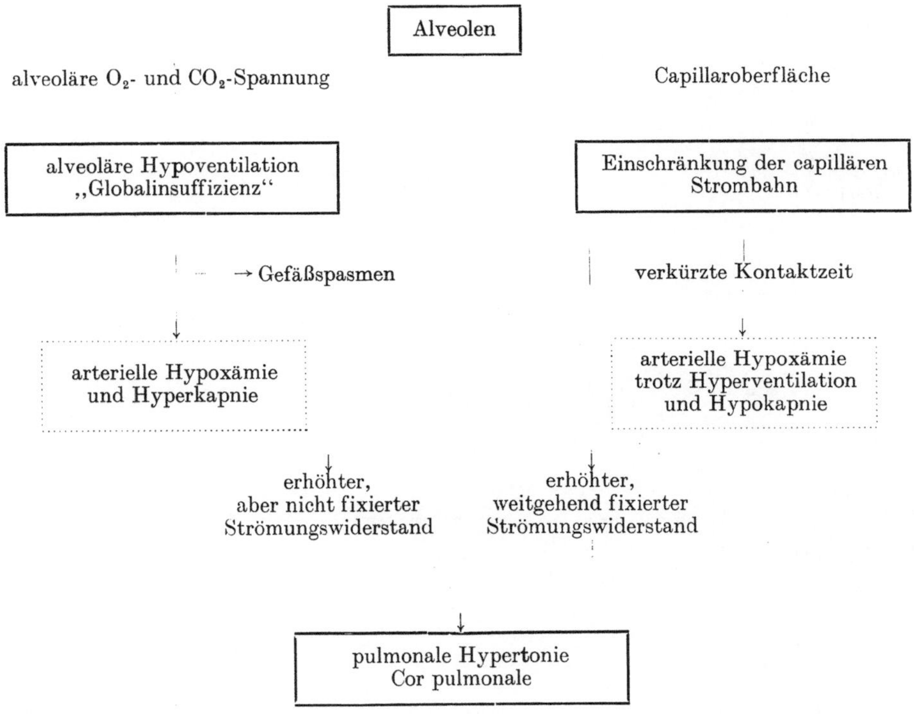

Abb. 41. Schematische Darstellung der Ätiologie des chron. Cor pulmonale

Gasspannungen auf die kleinen Lungengefäße. Theoretisch denkbar ist auch eine
funktionelle Engerstellung der Lungenarteriolen ohne pathologische alveoläre
Gasspannungen. Folgende Abbildung stellt die beiden zu einer Widerstandserhöhung im Lungenkreislauf führenden Ursachen schematisch dar.

Aus Gründen der Klarheit werden die beiden Ursachen — Einschränkung der
Lungenstrombahn und alveoläre Hypoventilation — streng unterschieden.
Selbstverständlich ergeben sich Kombinationsmöglichkeiten, insbesondere beim
fortgeschrittenen obstruktiven Emphysem. Von Wichtigkeit und großer dia-
gnostischer Bedeutung ist, daß die alveoläre Hypoventilation entsprechend
einem besonderen Gleichgewichtszustand zwischen Atemarbeit für die Ventilation
und Erregbarkeit der Atemzentren schon im Ruhezustand vorliegt und mit der
arteriellen Blutgasanalyse nachweisbar ist. Bei diesen Kranken besteht bereits

in Ruhe eine pulmonale Hypertonie, die in einer gewissen Relation zur Schwere
der alveolären Hypoventilation steht. Damit eine Einschränkung der Lungenstrombahn bereits in Ruhe zu einer pulmonalen Hypertonie führt, müssen mehr
als $^2/_3$ ausgefallen sein. Ist die Einschränkung quantitativ geringer, kommt es erst
bei Vergrößerung des Herzminutenvolumens, z. B. während Arbeit, zu einem Druckanstieg. In Grenzfällen kann deshalb diese Form der kardialen Rechtsüberlastung
nur mit einer Untersuchung während Arbeit erfaßt werden. Diese Einteilung der
Ursachen gilt für die akute wie auch für chronische pulmonale Hypertonie.

Beim folgenden Beispiel ist die Ursache der Strombahneinengung eine schwere
Lungenfibrose, nämlich eine Berylliose, wie es nach der Sektion bestätigt werden

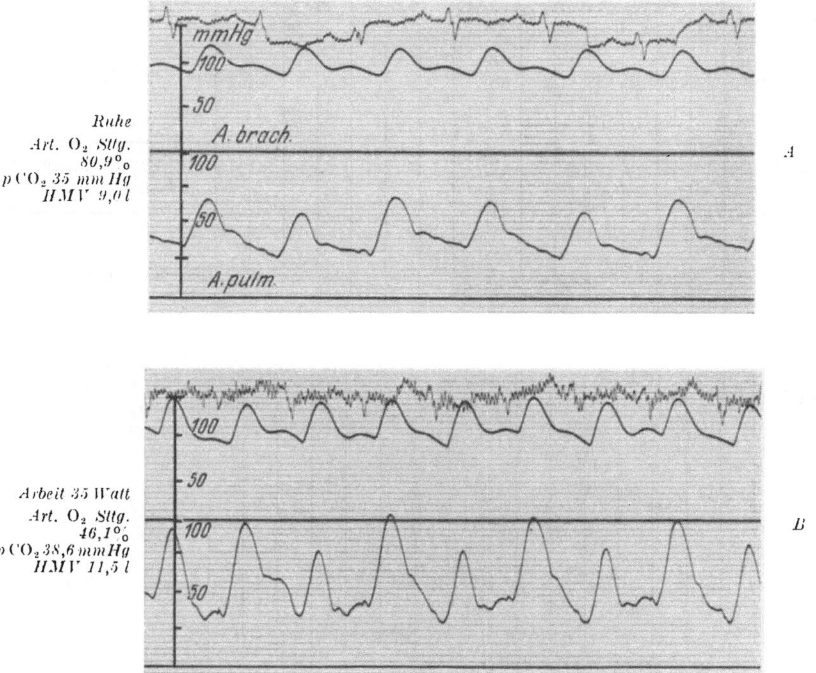

Abb. 42. *Pulmonale Hypertonie.* Mittelschwere pulmonale Hypertonie bei einer schweren Lungenfibrose
(Berylliose), Druckwerte in der Art. brachialis und Art. pulmonalis sowie arterielle Blutgase in Ruhe *A.* und bei
leichter Arbeit *B*

konnte. Der Druck in der Art. pulmonalis ist in Ruhe leicht, aber deutlich erhöht
und steigt bei leichter Arbeit mit der Vergrößerung des Herzminutenvolumens an,
da der Widerstand weitgehend fixiert ist und nicht, wie normalerweise, gesenkt
werden kann. Analoge Verhältnisse ergeben sich bei schweren Silikosen.

Als Beispiel für eine pulmonale Hypertonie als Folge einer alveolären Hypoventilation folgt ein Fall mit schwerer chronischer asthmoider Bronchitis bei
beidseitigen Bronchiektasen. Der Druck steigt bei leichter Arbeit ebenfalls
deutlich an. Bei Atmung eines mit Sauerstoff angereicherten Luftgemisches sinkt
der Druck leicht ab.

Bei allen restriktiven Lungenerkrankungen, entsprechend dem Beispiel der
Abb. 42, wie auch bei obstruktiven Lungenleiden, Asthma bronchiale, obstruktives
Emphysem usw., sind die intrathorakalen, respiratorischen Druckschwankungen

wegen Erhöhung der viscösen und elastischen Widerstände stark vergrößert und werden auch auf die intrathorakal gelegenen Teile des Kreislaufes übertragen, wie es auch Abb. 43 zeigt. Sehr gut kommen diese respiratorischen Druckänderun-

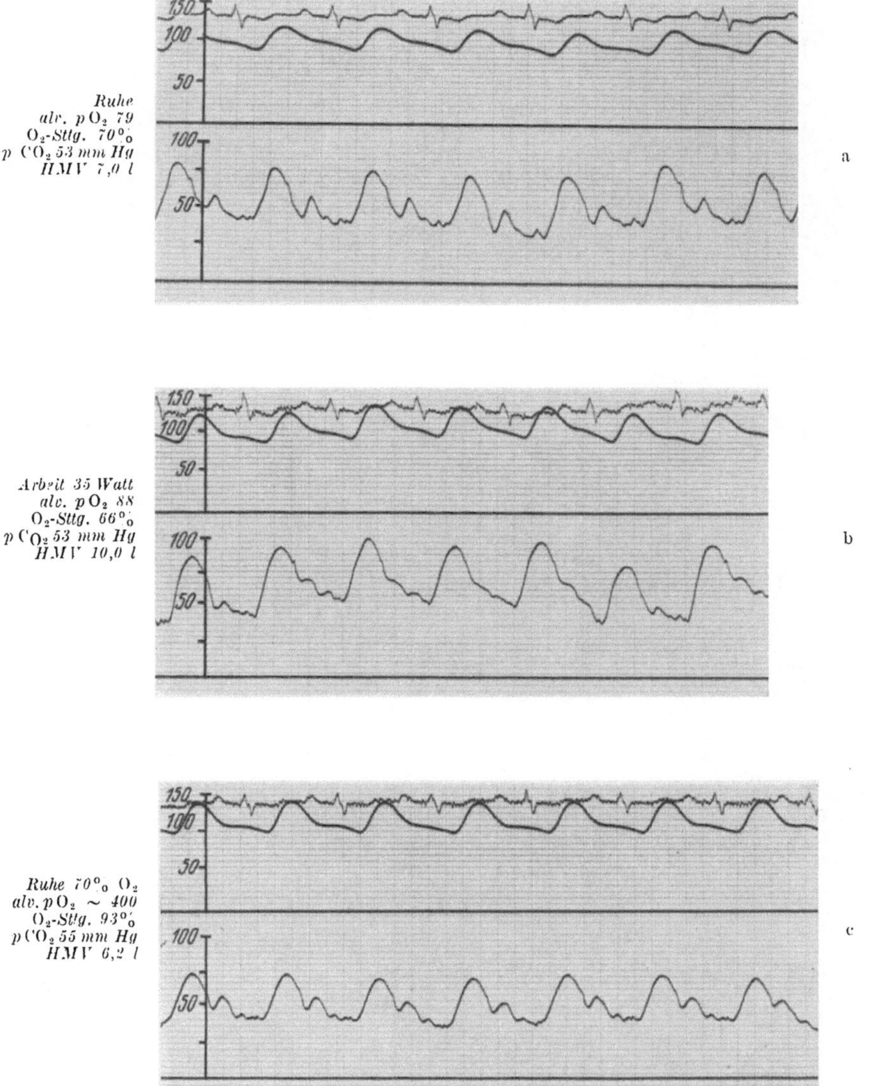

Abb. 43 a—c. *Pulmonale Hypertonie*. Mittelschwere pulmonale Hypertonie bei chronischer alveolärer Hypoventilation (Globalinsuffizienz) wegen beidseitigen ausgedehnten und infizierten Bronchiektasen. Druckwerte und arterielle Blutgase in Ruhe und bei leichter Arbeit sowie während Atmung eines sauerstoffreichen Luftgemisches

gen auch bei der Registrierung des „Lungencapillardruckes" zur Darstellung (Abb. 44).

Gelegentlich sind auch an den peripheren Venen, insbesondere wenn sie wegen eines leicht behinderten Rückflusses etwas gestaut sind, die vergrößerten respiratorischen Druckschwankungen nicht nur meßbar, sondern auch mit einer zu- und abnehmenden Füllung sichtbar.

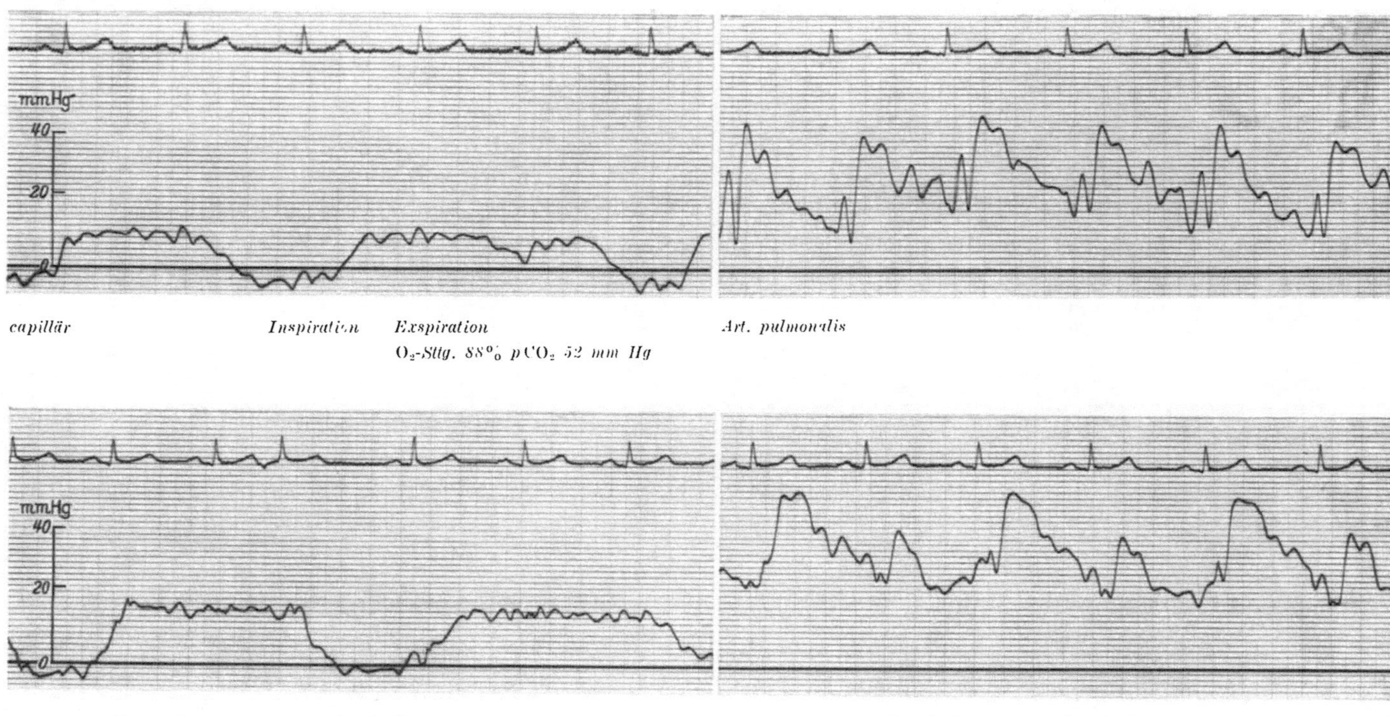

Abb. 44. Einfluß der respiratorischen intrathorakalen Druckschwankungen auf den Druck in der Art. pulmonalis und den „Lungencapillardruck". A. Ruhe, B. leichte Arbeit. Die respiratorischen Druckänderungen sind wegen eines chronischen Asthma bronchiale stark vergrößert, zudem besteht aber eine pulmonale Hypertonie als Folge einer Globalinsuffizienz mit Vergrößerung des Druckgradienten zwischen Mitteldruck in der Art. pulmonalis und mittlerem „Lungencapillardruck"

b) Primäre pulmonale Hypertonie, „Pulmonalsklerose"

Über diese Krankheit bestehen zahlreiche Unklarheiten, die nicht nur auf die diagnostischen Schwierigkeiten und verschiedene, zum Teil unbekannte Ätiologien, sondern auch auf mißverständliche Definitionen zurückzuführen sind. Die Bezeichnung „Pulmonalsklerose" ist auch anatomisch vieldeutig und unglücklich gewählt, hat sich aber im deutschen Schrifttum eingebürgert. Sklerotische Veränderungen im Stamm und in den Hauptästen der Art. pulmonalis sind wohl immer als sekundäre Veränderungen einer jahrelang bestehenden pulmonalen Hypertonie aufzufassen und haben hämodynamisch wie die Aortensklerose nur eine geringe Bedeutung, sie können keinesfalls als Ursache einer pulmonalen Hypertonie bezeichnet werden. Bezieht man die Bezeichnung auf histologisch nachweisbare Veränderungen, wie Intima- und Mediaverdickungen an den kleinen und kleinsten Lungengefäßen, insbesondere an den Arteriolen mit multiplen Gefäßverschlüssen, so entspricht die Pulmonalsklerose einer Obstruktion der kleinen Gefäße, was eine entsprechende Widerstandserhöhung und Drucksteigerung zur Folge hat. Ist die Ursache dieser Gefäßveränderungen bekannt oder bestehen primär pathologische hämodynamische Verhältnisse im Lungenkreislauf, die derartige Gefäßveränderungen begünstigen, z. B. erworbene und angeborene Herzfehler oder Lungenkrankheiten, die zu einer funktionellen Engerstellung der kleinen Gefäße führen (alveoläre Hypoventilation), so kann man von einer sekundären Pulmonalsklerose der kleinen Lungengefäße sprechen. Kennen wir die Ursache nicht, besteht kein angeborener oder erworbener Herzfehler und keine Lungenerkrankung, so darf von primärer Pulmonalsklerose oder primärer pulmonaler Hypertonie gesprochen werden. Hinsichtlich Druckmessung ergeben sich die gleichen Befunde wie bei einer Einschränkung der Lungenstrombahn wegen restriktiven Lungenveränderungen, ein weitgehend fixierter erhöhter Strömungswiderstand, ein erhöhter Druck in der Art. pulmonalis, der bei Arbeit deutlich ansteigt und ein normaler „Lungencapillardruck", also keine Lungenstauung. Der Unterschied liegt darin, daß das Lungenparenchym nicht verändert ist, womit sich auch im Gegensatz zu restriktiven Prozessen ein mehr oder weniger normaler Röntgenbefund und hinsichtlich Lungenfunktion ebenfalls keine schwere Störung, insbesondere eine normale Atemmechanik ergibt. In den letzten Jahren wurden von mehreren Autoren entsprechende Fälle als primäres Cor pulmonale oder als primäre pulmonale Hypertonie mitgeteilt, unsere eigenen Fälle wurden von BÄRLOCHER u. Mitarb. zusammengestellt. Die Befunde aller Autoren stimmen insofern überein, daß bei diesen Patienten in allen Altersstufen eine mehr oder weniger massive, weitgehend fixierte pulmonale Hypertonie bestand, ohne daß ein Herz- oder Lungenleiden nachweisbar war. Wir haben den Eindruck, daß es sich bei allen diesen unter verschiedenen Bezeichnungen mitgeteilten Fällen anatomisch um den gleichen Zustand, nämlich um eine Pulmonalsklerose der kleinen Lungengefäße handelt — "pulmonary vascular obstruction syndrome" (CUTLER u. Mitarb.) —, womit nicht gesagt ist, daß es sich auch ätiologisch um die gleiche Krankheit handelt. Dies kann mit den angewandten Untersuchungsmethoden auch gar nicht entschieden werden, auch die histologische Differenzierung ist im Endstadium sehr schwierig. Möglicherweise handelt es sich teilweise um echte Arteritiden, in anderen Fällen vielleicht auch um primär degenerative Veränderungen, und sofern es sich um Kinder handelt, kann auch ein Persistieren fetaler Verhältnisse im Lungenkreislauf diskutiert werden. Auch nach multiplen Lungenembolien entwickelt sich das gleiche Zustandsbild, insbesondere dann, wenn die kleinen Emboli organisiert werden.

Die Prognose einer schon im Kindesalter auftretenden primären Pulmonalsklerose ist sehr schlecht, eine wirksame Therapie existiert nicht. Bei den ganz schweren Fällen gleicht sich der Druck in der Art. pulmonalis dem in der Aorta an, doch ist der Druck in der Art. pulmonalis nie höher als in der Aorta, was die Vermutung nahelegt, daß bei Erreichen einer derartigen pulmonalen Hypertonie eine gewisse Entlastung über den nutritiven Kreislauf der Lunge, d. h. über die Bronchialvenen stattfindet. Folgende Abbildung zeigt ein Beispiel einer primären Pulmonalsklerose bei einer 40jährigen Frau.

Abschließend soll noch einmal betont werden, daß es sich bei der „primären Pulmonalsklerose" oder „primären pulmonalen Hypertonie" ätiologisch wahrscheinlich um verschiedene Krankheiten handelt, daß aber die zur Verfügung

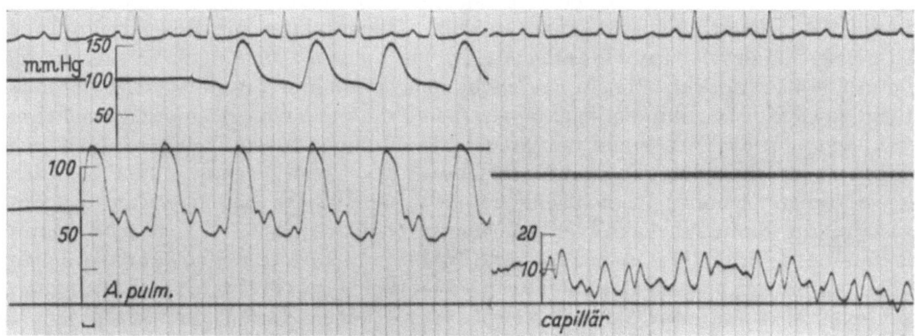

Art. O₂-Sttg. 92% p CO₂ 28 mm Hg HMV 4,5 l

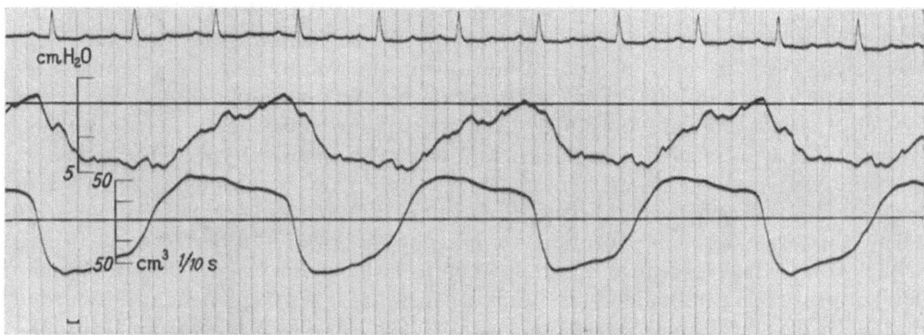

Abb. 45. *Primäre pulmonale Hypertonie bzw. primäre Pulmonalsklerose.* Druck in der Art. femoralis und Art. pulmonalis sowie „Lungencapillardruck" und Oesophagusdruck und Pneumotachogramm bei einer „Pulmonalsklerose"

stehenden Untersuchungsmöglichkeiten hinsichtlich Lungenfunktion und Lungenkreislauf wie auch die Histologie nicht in allen Fällen eine Differenzierung erlauben.

IV. Ausflußbehinderungen aus dem Lungenkreislauf

a) Insuffizienz des linken Ventrikels

Die hämodynamische Insuffizienz des linken Ventrikels wegen chronischer Überbelastung bei Aortenfehlern oder Hypertonie oder direkter Schädigung des Myokards führt zu einer Erhöhung des diastolischen Füllungsdruckes, damit retrograd zu einer Erhöhung des Druckes im linken Vorhof und zu einer Lungenstauung. Der „Lungencapillardruck" ist dann mehr oder weniger erhöht. Bei intakten Mitralklappen ist der Druckablauf formal unauffällig, wie es auch Abb. 32 zeigt. Betrifft die Insuffizienz lediglich den linken Ventrikel, so ist zwar der Druck in der Art. pulmonalis entsprechend der Lungenstauung erhöht, doch sind der diastolische Füllungsdruck im rechten Ventrikel und damit der Druck im rechten Vorhof nicht erhöht, sondern normal.

b) Mitralklappenfehler

Für die Abklärung der Mitralfehler hat die Messung des „Lungencapillardruckes" große praktische Bedeutung. Er ist bei einer Mitralstenose wie auch bei

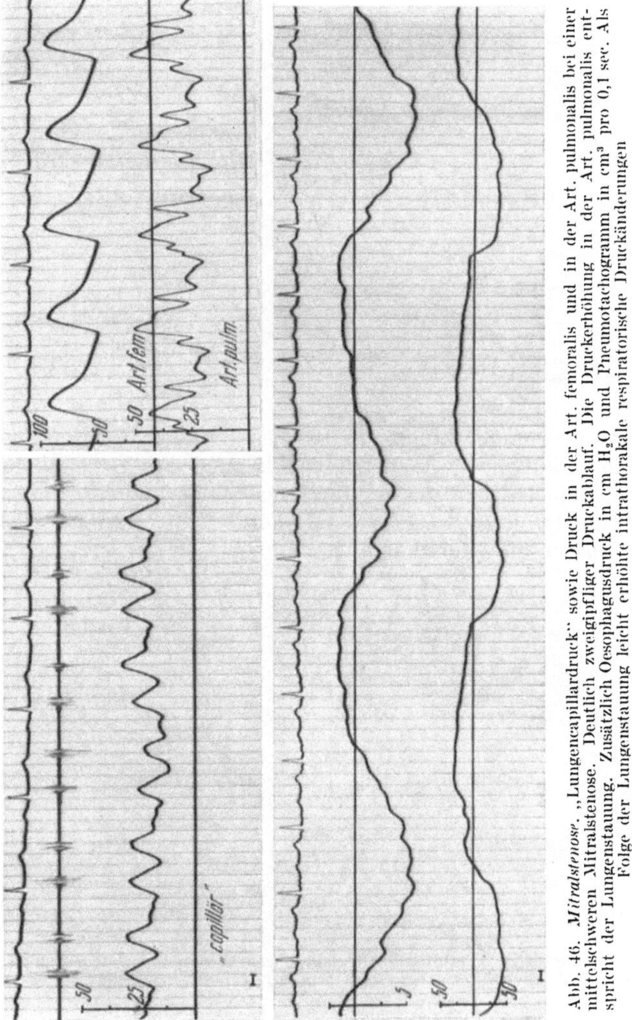

Abb. 46. *Mitralstenose*. „Lungencapillardruck" sowie Druck in der Art. femoralis und in der Art. pulmonalis bei einer mittelschweren Mitralstenose. Deutlich zweigipfliger Druckablauf. Die Druckerhöhung in der Art. pulmonalis entspricht der Lungenstauung. Zusätzlich Oesophagusdruck in cm H_2O und Pneumotachogramm in cm^3 pro 0,1 sec. Als Folge der Lungenstauung leicht erhöhte intrathorakale respiratorische Druckänderungen

der Mitralinsuffizienz erhöht. Aus dem Schema Abb. 35 geht hervor, daß diese Druckerhöhung bei leichten Mitralstenosen sehr gering und damit gar nicht sicher erfaßbar ist. Es ist durchaus möglich, daß bei einem auskultatorisch typischen Befund für eine Mitralstenose gar keine wesentliche Drucksteigerung im linken Vorhof besteht. Damit es zu einer signifikanten Drucksteigerung kommt, muß die Klappenöffnungsfläche kleiner als 2 cm^2 sein, und erst bei schwereren Stenosen mit Öffnungsflächen von weniger als 1,5 cm² ergeben sich im linken Vorhof und als „Lungencapillardruck" Druckwerte von mehr als 20 mm Hg. Für die Differenzierung zwischen Stenose und Insuffizienz kommt dem formalen Druckablauf große Bedeutung zu. Bei der reinen Mitralstenose kann eine deutliche mit der Vorhofskontraktion synchrone Druckwelle registriert werden, die zeitliche Verzögerung gegenüber der P-Welle im EKG beträgt etwa 0,15—0,2 sec, bei direkter Messung im linken Vorhof weniger als 0,1 sec. Dieser Vorhofswelle folgt

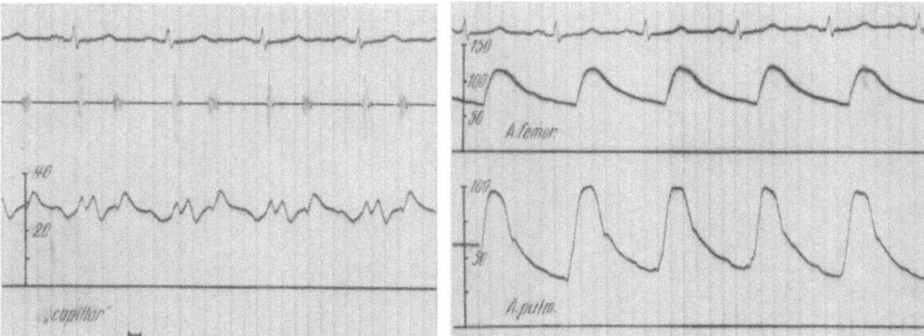

Abb. 47. *Mitralstenose.* „Lungencapillardruck" sowie Druck in der Art. femoralis und Art. pulmonalis bei einer schweren Mitralstenose. Zusätzliche Druckerhöhung in der Art. pulmonalis als Folge eines erhöhten vasculären Strömungswiderstandes (sekundäre Pulmonalsklerose)

eine zweite, etwas weniger hohe Druckwelle mit dem Beginn der Kammerkontraktion und Schluß der Atrioventrikularklappen. Der Druckablauf entspricht demnach bei der reinen Mitralstenose durchaus der normalen Form, wie ihn z. B. Abb. 33 zeigt, nur daß der Mitteldruck viel höher liegt und die Druckwellen viel markanter zur Darstellung kommen.

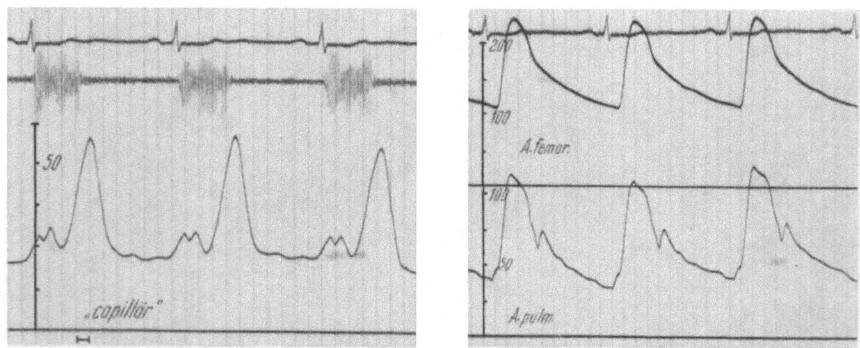

Abb. 48. *Mitralklappeninsuffizienz.* Schwere Mitralklappeninsuffizienz mit massivem ventrikelsystolischem Reflux. Zusätzlich Erhöhung des Strömungswiderstandes in der Lungenstrombahn

Häufiger als die reinen Mitralstenosen sind die kombinierten Vitien, für die Operationsindikation ist die Entscheidung wichtig, ob die zusätzliche Klappeninsuffizienz überwiegt oder nicht, worüber die Höhe der zweiten ventrikelsystolischen Druckwelle Auskunft geben kann. Bei einem Überwiegen der Stenose ist die Vorhofswelle immer stark ausgeprägt, auch wenn evtl. die zweite Welle etwas höher ist.

Bei einer reinen oder überwiegenden Mitralinsuffizienz ergibt sich ein eindeutiger ventrikelsystolischer Reflux und damit hinsichtlich des „Lungencapillardruckes" wie auch bei der direkten Messung im linken Vorhof ein ganz anderes Bild.

Es liegt auf der Hand, daß im Falle von Vorhofflimmern und auch bei Tachykardien die formale Analyse hinsichtlich der Mitralfehler erschwert bzw. unmöglich ist. Unter diesen Bedingungen kann nur noch eine stärkere Mitralinsuffizienz, d. h. ein sicherer ventrikelsystolischer Reflux nachgewiesen werden. Andererseits gibt bei einem entsprechenden Auskultationsbefund und bei einem kleinen linken Ventrikel die Höhe des „Lungencapillardruckes", sofern ein ventrikelsystolischer Reflux fehlt, auch in diesen Fällen mit Vorhofflimmern usw. einen Hinweis auf die Schwere der Mitralstenose.

Zur formalen Analyse der „PCV-Kurve" soll noch einmal betont werden, daß der Druckablauf bei reinen Mitralstenosen und kombinierten Mitralvitien mit geringem ventrikelsystolischem Rückfluß in den linken Vorhof, abgesehen von dem entsprechend der Schwere der Stenose erhöhtem Druckniveau, formal praktisch der Norm entspricht. In der Regel sind zwei amplitudenmäßig etwa gleich hohe Druckwellen, entsprechend der Vorhofsystole und dem Beginn der Ventrikelsystole mit Klappenschluß, zu registrieren. Nur gelegentlich ist die vorhofsystolische Druckwelle deutlich höher als die 2. Welle, was dann als pathognomonisch für eine Mitralstenose interpretiert werden kann. Ganz selten einmal ist sogar bei der reinen Mitralstenose die 2. Druckwelle deutlich höher, so daß eine Mitralinsuffizienz vorgetäuscht wird, die dann phonokardiographisch und mit dem Nachweis eines kleinen linken Ventrikels ausgeschlossen werden muß. Bei einer statistischen Bearbeitung unseres Materials (insgesamt 100 Mitralfehler) wurde nach Ausschluß der Fälle mit Vorhofflimmern oder -flattern und mit Pulsfrequenzen von über 100 pro min bei den „reinen" oder eindeutig überwiegenden Mitralstenosen in rund 80% der zweigipflige Verlauf, entsprechend den Abb. 46 u. 47, registriert. Nur in etwa 15% war die vorhofsystolische Druckwelle eindeutig, d. h. um mehr als 5 mm Hg höher als die 2. Welle, was mit der Erfahrung anderer Autoren, z. B. PEDERSEN, übereinstimmt. Registriert man den „Lungencapillardruck" an verschiedenen Stellen und auf beiden Lungenseiten — eine Kontrollmöglichkeit, auf die man insbesondere bei Mitralfehlern nicht verzichten sollte —, so wird man zwar bei Messung in korrekter 0-Lage überall den gleichen Mitteldruck feststellen können, doch ergeben sich in formaler Hinsicht mit der Variabilität des Größenverhältnisses zwischen den beiden Druckwellen oft überraschende Unterschiede.

Der Arbeitsversuch während des Herzkatheterismus bietet für die formale Analyse keine Vorteile. Mit der Erhöhung der Pulsfrequenz und der Ventilationssteigerung werden die Verhältnisse mit zusätzlichen Artefakten eher noch komplizierter. Der Vorteil des Arbeitsversuches liegt vielmehr darin, daß mit der Vergrößerung des Durchflusses pro Zeiteinheit der Mitteldruck ansteigt, was die Sicherung einer leichten Mitralstenose mit in Ruhe nur leichter Druckerhöhung ermöglicht (BÜHLMANN u. Mitarb. 1955). Berücksichtigt man die im methodischen Teil angeführten meßtechnischen Verhältnisse der meisten gebräuchlichen Anordnungen hinsichtlich Eigenfrequenz, Dämpfung und verschiedener Artefaktmöglichkeiten mit Amplitudenverfälschung, so ist ohnehin gegenüber der formalen Analyse des „Lungencapillardruckes" einige Zurückhaltung geboten.

Die Bedeutung des Herzkatheterismus besteht bei den Mitralfehlern nicht in der Möglichkeit, eine Mitralstenose zu erfassen und zu diagnostizieren, sondern sie liegt viel mehr darin, daß mit der exakten Messung des Mitteldruckes und des Herzminutenvolumens die Schwere einer Mitralstenose abgeschätzt werden kann. Die formale Analyse der PCV-Kurve ist praktisch nur für die Erfassung einer zusätzlichen, hämodynamisch ins Gewicht fallenden Mitralinsuffizienz von

Bedeutung. Die direkte Punktion des linken Vorhofs bietet für die Druckmessung
in formaler Hinsicht keine wesentlichen Vorteile, da aber mit dieser Methode in
der Mehrzahl der Fälle durch Vorschieben der Sonde durch die Mitralklappen
auch der Druck im linken Ventrikel gemessen werden kann, ist es möglich, einen
die Mitralstenose beweisenden Druckgradienten zwischen linkem Vorhof und
diastolischem Druck im linken Ventrikel direkt zu erfassen, während letzterer beim
üblichen Herzkatheterismus immer mit dem Normalwert von 4—6 mm Hg
eingesetzt werden muß. Andererseits können mit der Punktion des linken Vorhofes
allein weder Herzminutenvolumen noch Druck in der Art. pulmonalis bestimmt
werden, so daß mit dem üblichen venösen Herzkatheterismus für die Beurteilung

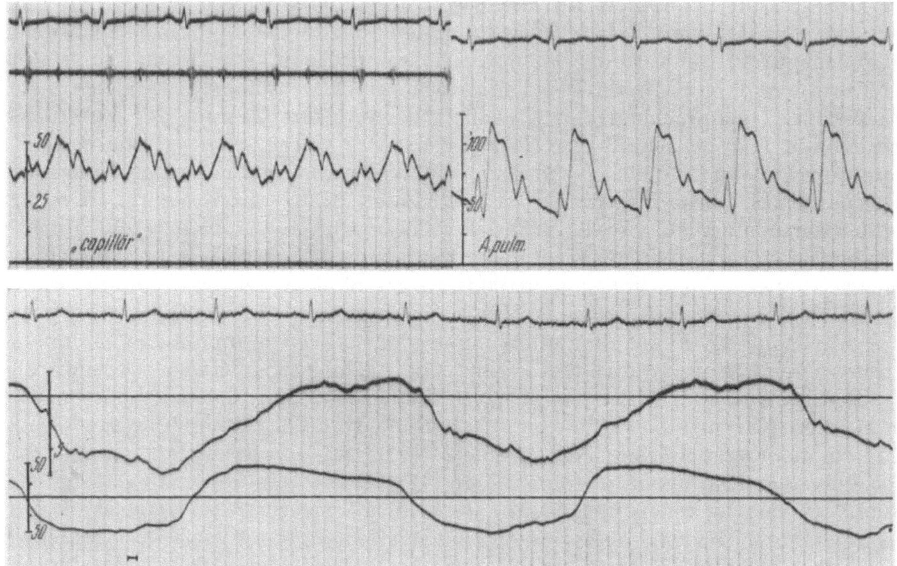

Abb. 49. *Kombiniertes Mitralvitium.* Schwere Mitralstenose zusätzlich leichte Mitralinsuffizienz, mäßiger ventrikelsystolischer Reflux. Ebenfalls bereits Erhöhung des vasculären Strömungswiderstandes der Lungenstrombahn. Zusätzliche Registrierung des Oesophagusdrucks (cm H_2O) und des Pneumotachogramms (cm³ pro 0,1 sec)

der Gesamtsituation die größere Anzahl von Einzelbefunden erfaßt werden
können. Gelegentlich wird man in Zweifelsfällen beide Untersuchungsmethoden
heranziehen müssen.

In einem gewissen Prozentsatz kommt es auch bei den Mitralvitien wie bei den
angeborenen Herzfehlern mit primärer Links-Rechts shunt zu sekundären
Lungengefäßveränderungen im Sinne der Pulmonalsklerose. Die damit verbundene
Widerstandserhöhung in der Lungenstrombahn wird von P. WOOD im Falle der
Mitralfehler als Schutzreflex erklärt, weil mit der Widerstandserhöhung eine
gewisse Reduktion und vor allem Fixierung des Herzminutenvolumens verbunden
ist, was die Möglichkeit einer plötzlichen zusätzlichen Drucksteigerung in den
Lungencapillaren als Folge einer Herzminutenvolumensteigerung und damit
das Auftreten eines Lungenödems einschränkt. Ein Teil dieser Widerstandserhöhung ist anfänglich auf eine funktionelle Engerstellung der kleinen Lungengefäße zurückzuführen und insofern reversibel. In schweren Fällen handelt es
sich aber doch um einen weitgehend fixierten Widerstand infolge irreversibler
Gefäßveränderungen. In exzessiven Fällen nähert sich der Widerstand der

Lungenstrombahn dem des Körperkreislaufes, so daß in der Aorta und in der Art. pulmonalis ungefähr der gleiche Druck herrscht. In diesen Fällen hat für den

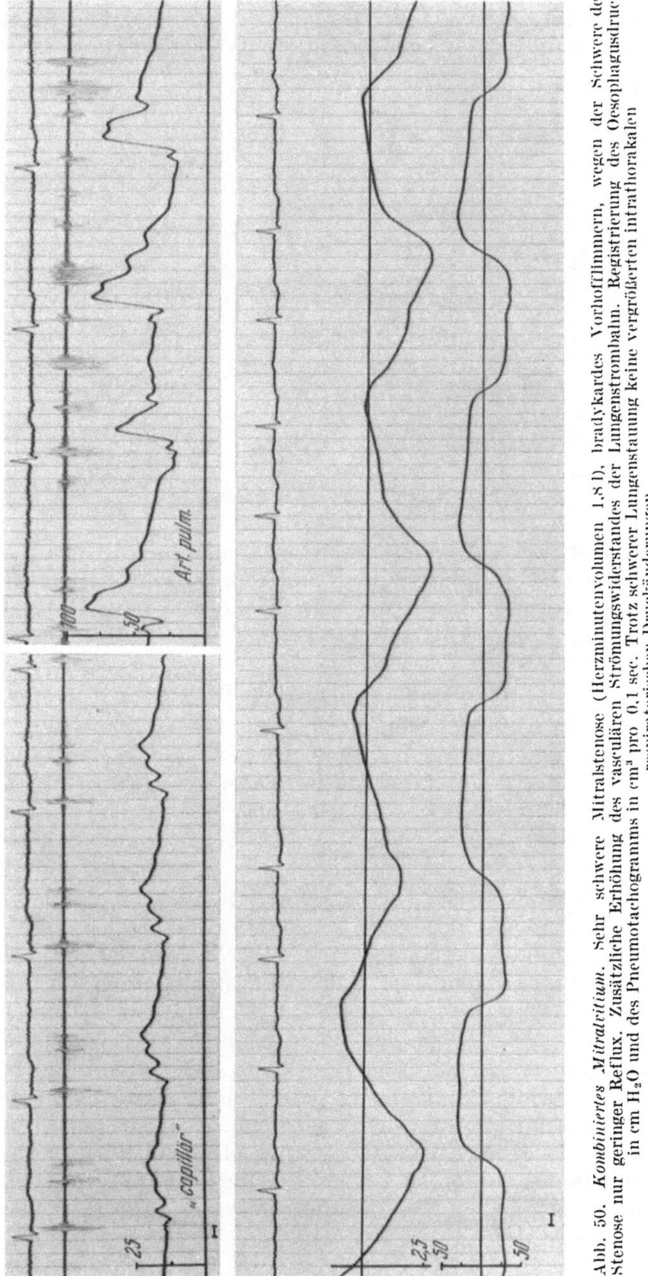

Abb. 50. *Kombiniertes Mitralvitium.* Sehr schwere Mitralstenose (Herzminutenvolumen 1,8 l), bradykardes Vorhofflimmern, wegen der Schwere der Stenose nur geringer Reflux. Zusätzliche Erhöhung des vasculären Strömungswiderstandes der Lungenstrombahn. Registrierung des Oesophagusdruck in cm H_2O und des Pneumotachogramms in cm³ pro 0,1 sec. Trotz schwerer Lungenstauung keine vergrößerten intrathorakalen respiratorischen Druckänderungen

rechten Ventrikel die „Stenose" in den kleinen Lungengefäßen die viel größere hämodynamische Bedeutung als die Mitralstenose. In diesen Fällen kommt es nur

ausnahmsweise zu einem Lungenödem, was für die Richtigkeit der Auffassung von
WOOD sprechen würde. Bei derartig schweren Pulmonalsklerosen ist die operative
Erweiterung der Mitralstenose nur bedingt, schwierig ist die Beurteilung in den
Zwischenstadien. Wir haben bisher die Operation befürwortet, solange der vas-
culäre Strömungswiderstand unter 700—900 dyn sec cm^{-5} und damit auch der
Druck in der Art. pulmonalis eindeutig unter dem im Körperkreislauf lag.

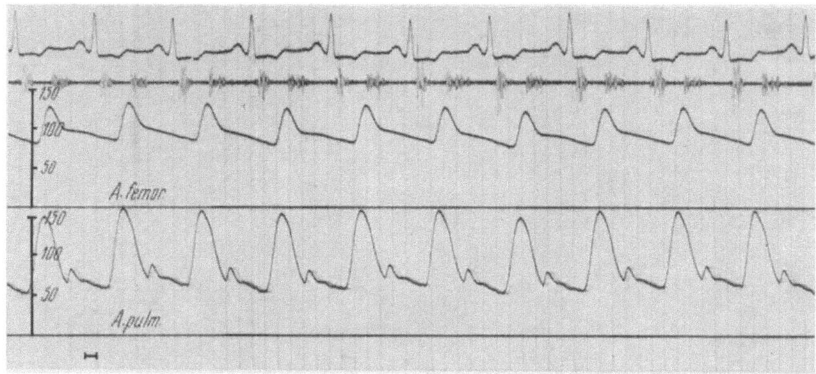

Abb. 51. Schwerste pulmonale Hypertonie bei einem Mitralvitium. Der Mitteldruck in der Art. pulmonalis ist
gleich hoch wie in der Art. femoralis

In jüngerer Zeit ließen wir die Commissurotomie auch bei einigen Patienten
mit sehr hohem Widerstand durchführen und konnten eine erstaunliche klinische
und subjektive Besserung sowie bei der Kontrolle eine leichte aber sichere Abnahme des Lungengefäßwiderstandes feststellen.

c) Pericarditis adhaesiva constrictiva

Die intrakardiale Druckmessung bietet bei dieser Affektion ganz charak-
teristische und pathognomische Befunde. Die Fibrosierung und Schrumpfung
des Perikard verhindert während der Diastole eine adäquate Erweiterung der
Herzkammern. Dies hat zur Folge, daß der Druck im Ventrikel nur zu Beginn der
Diastole auf einen mehr oder weniger normalen Wert absinkt. Mit zunehmender
Füllung steigt der Druck wieder an und erreicht ein diastolisches Plateau, das
hämodynamisch charakteristisch für die Constriction ist. Der Druck im rechten
Vorhof entspricht in der Höhe diesem diastolischen Plateau im Ventrikel. Bei
erhaltenen Sinusrhythmus kommen dann die Vorhofskontraktionen gut zur
Darstellung. Die Constriction und damit die Behinderung der diastolischen
Erweiterung betrifft aber nicht nur den rechten, sondern auch den linken Ventrikel, so daß auch der Ausfluß aus der Lunge behindert wird, eine Lungenstauung
besteht und der „Lungencapillardruck" erhöht ist. Das „Panzerherz" führt also
nicht nur zu einer Einflußstauung im Körperkreislauf, es ist auch immer mit einer
Lungenstauung kombiniert, da ja die Constriction hämodynamisch nur wirksam
werden kann, sofern sie beide Ventrikel betrifft. Die Höhe des „Lungencapillardruckes" stimmt immer weitgehend mit dem Druck im rechten Vorhof überein,
so daß man annehmen darf, daß das diastolische Plateau im linken Ventrikel etwa
gleich hoch ist wie in der rechten Herzkammer. Im erhöhten „Lungencapillardruck" kommen die normalen Druckwellen der Kontraktion des linken Vorhofes
gut zur Darstellung, das Bild kann formal durchaus einer Mitralstenose entsprechen.
Der Feststellung des diastolischen Plateaus im rechten Ventrikel kommt deshalb
für die Diagnose größte Bedeutung zu, so daß man hinsichtlich der Möglichkeiten

von Artefakten und vorgetäuschten Plateaubildern sehr vorsichtig sein muß. Bei einer Insuffizienz beider Ventrikel ergibt sich ebenfalls ein erhöhter diastolischer Füllungsdruck, ein erhöhter Druck im rechten Vorhof und ein erhöhter

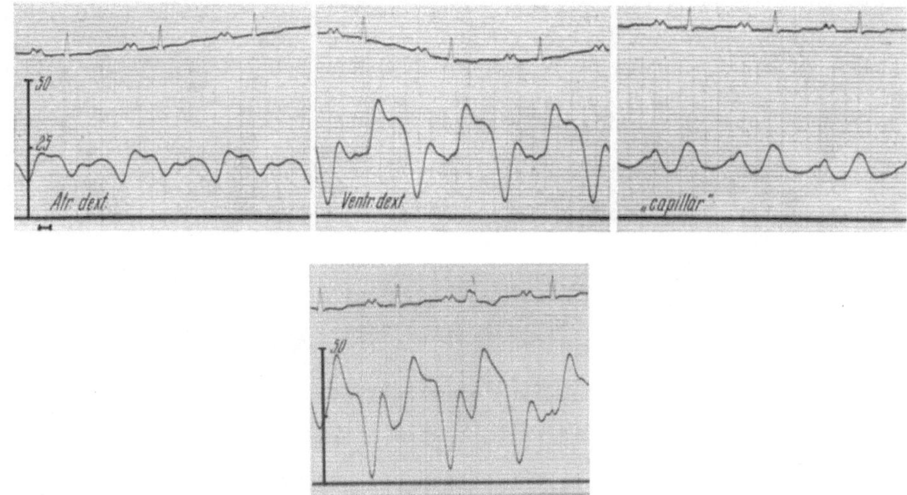

Abb. 52. *Pericarditis adhaesiva constrictiva.* Druck im rechten Vorhof, im rechten Ventrikel und „Lungencapillardruck" in Ruhe *A* und bei leichter Arbeit *B*. Deutliche Registrierung des spätdiastolischen „Plateaus" im rechten Ventrikel

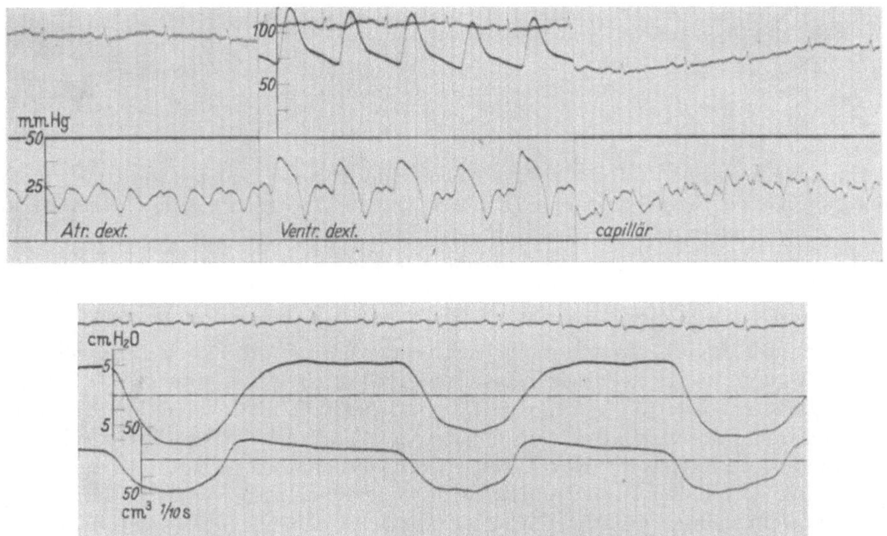

Abb. 53. *Pericarditis adhaesiva constrictiva.* Druck im rechten Vorhof, im rechten Ventrikel in der Art. brachialis und „Lungencapillardruck", zusätzlich Oesophagusdruck und Pneumotachogramm. Die intrathorakalen Druckänderungen sind wegen einer chronischen „Stauungsbronchitis" pathologisch vergrößert

„Lungencapillardruck". Das Einschwingen des Meßsystems führt zu Artefakten und Zacken, die ein Plateau vortäuschen können. Mit einiger Kenntnis ist aber doch der Unterschied deutlich, wie es der Vergleich mit Abb. 32 zeigt. Bei Tachykardien wird im Falle der Pericarditis adhaesiva constrictiva das Plateau natürlich kürzer, so daß sich evtl. nur eine diastolische, scheinbar auf den systolischen Druckanstieg fallende Zacke ergibt, wie es bei Abb. 54 der Fall ist. Auch mit Steigerung des Herzminutenvolumens und der Pulsfrequenz während körperlicher Arbeit verändert sich das Bild leicht, wie es die untere Kurve der Abb. 52 zeigt. Die chronische Lungenstauung führt auch beim „Panzerherz" in vielen Fällen zu einer „Stauungsbronchitis" und damit zu pathologischen atemmechanischen Verhältnissen wie bei der chronisch spastischen Bronchitis. Die intrathorakalen respiratorischen Druckschwankungen werden als Folge der erhöhten Strömungswiderstände in den Luftwegen größer.

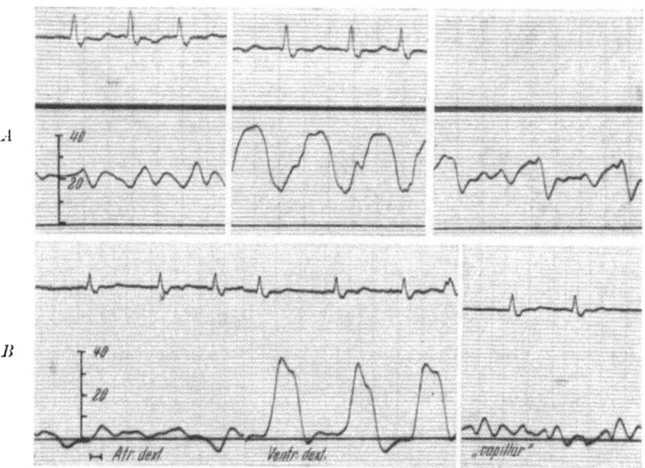

Abb. 54. *Pericarditis adhaesiva constrictiva.* Druck im rechten Vorhof, im rechten Ventrikel und „Lungencapillardruck". Wegen tachykarden Vorhofflimmern kommt das diastolische Plateau nur als Zacke zur Darstellung. *A.* vor der Operation, *B.* 6 Wochen nach der Perikardektomie (Operation Prof. A. BRUNNER)

Ein drittes Beispiel soll die völlige Normalisierung der Druckverhältnisse nach einer gelungenen Perikardektomie (Prof. A. BRUNNER, Chirurgische Universitätsklinik Zürich) demonstrieren. In diesem Fall bestand vor der Operation ein tachykardes Vorhofflimmern, so daß sich das Plateau während der Diastole auf eine Zacke reduzierte und der Druck auch zu Beginn der Diastole deutlich erhöht erschien.

Früher wurde oft die Meinung vertreten, daß die meistens sehr schwere Einflußstauung bei der Pericarditis adhaesiva constrictiva mit großer Leber, Stauungsascites usw. auf eine spezielle und zusätzliche Constriction der Einmündung der unteren Hohlvene in den rechten Vorhof zurückzuführen sei. Die Untersuchungen mittels des Herzkatheterismus haben aber gezeigt, daß dies nicht der Fall ist. Der Druck in der unteren Hohlvene ist nicht höher als in der oberen und entspricht dem im rechten Vorhof. Zudem besteht, wie bereits betont, neben der Einflußstauung auch immer eine Lungenstauung, die hinsichtlich Druckhöhe in den Lungenvenen nicht weniger schwer ist als die Stauung im Körperkreislauf, der aber klinisch wegen der viel größeren Kapazität hinsichtlich Auffüllung mit Blut und Flüssigkeit ganz im Vordergrund steht. Dazu kommt, daß die Leberstauung mit Stauungsascites zu einer Hypoproteinämie führt, die oft auch nach gelungener Operation und hämodynamischer Normalisierung oder wenigstens Besserung schwer zu beeinflussen ist. Schon aus diesem Grunde ist zwecks Vermeidung von schweren Leberschädigungen die frühzeitige Operation indiziert.

Selbstverständlich ist es denkbar, daß es einmal im Laufe einer Perikarditis zu einer isolierten oder zusätzlichen Constriction der V. cava inferior kommt, doch dürfte dies außerordentlich selten sein. Damit diese Constriction hämodynamisch als Einflußstauung überhaupt wirksam wäre, müßte die Stenosierung sehr schwer sein und etwa einer Oberfläche von weniger als 1,5—1,0 cm² entsprechen. Anatomische Befunde an der Einmündung der unteren Hohlvene in den rechten Vorhof dürfen deshalb nur beim Nachweis einer entsprechend schweren Stenosierung als zusätzliche Constriction interpretiert werden. In der Literatur über Herzkatheterbefunde bei Pericarditis adhaesiva constrictiva wie auch bei den eigenen 12 Fällen, die alle operiert wurden, fehlen Befunde, die auf eine zusätzliche Constriction der unteren Hohlvene rückschließen ließen.

Bei den in Europa außerordentlich seltenen Endokardfibrosen, z. B. der Endocarditis fibroblastica cosinophilica Löffler und der im mittleren Osten häufigeren „endomyocardial fibrosis" ergibt sich ebenfalls eine Behinderung der diastolischen Erweiterung beider Herzkammern, damit Erschwerung des venösen Rückflusses aus dem Lungen- und Körperkreislauf und klinisch das Bild der Einflußstauung. Bei der intrakardialen Druckmessung sind ähnliche Befunde wie bei der Pericarditis adhaesiva constrictiva zu erwarten.

d) Lungenvenenkompression infolge mediastinaler Prozesse

Die Kompression der Lungenvenen, z. B. infolge eines mediastinalen Tumors oder eines entzündlichen Prozesses, führt ebenfalls zu einer Erhöhung des „Lungencapillardruckes" mit einer Aufhebung aller für die Vorhofs- und Ventrikelkontraktion typischen formalen Zeichen. Der Druck im linken Vorhof bleibt normal. Es ergeben sich mit der Kompression einer Hohlvene vergleichbare Verhältnisse. Letztere ist jedoch beim fortgeschrittenen Bronchuscarcinom relativ häufig, während die isolierte Lungenvenenkompression sehr selten ist. Sofern nicht durch die direkte Messung ein normaler Druck im linken Vorhof festgestellt wird, kann eine Erhöhung des „Lungencapillardruckes" nur bei Ausschluß eines Mitralvitiums und einer Insuffizienz des linken Ventrikels mittels anderer Methoden, insbesondere Auskultation und Röntgenologie mit einer Lungenvenenkompression erklärt werden.

E. Besondere Probleme

I. Extrasystolen und Druck im Körper- und Lungenkreislauf

Die direkte Messung des Blutdruckes zeigt insbesondere bei Extrasystolien die Bedeutung der Diastolendauer für die Füllung der Ventrikel, wobei es sich nicht um absolute, sondern relative zeitliche Verhältnisse je nach der Stärke des venösen Rückflusses handelt. Folgt die Extrasystole in einem sehr kurzen Abstand nach einer normalen Ventrikelkontraktion, so ist die Füllung der Ventrikel so gering, daß gar keine Druck- und Pulswelle zustande kommt.

Bestimmt man in diesen Fällen den Druck simultan in der Art. pulmonalis und in der Aorta bzw. in einer peripheren Arterie, so ergibt sich in dieser Beziehung keine Diskrepanz. Trotz ganz unterschiedlicher Druckverhältnisse in beiden Kreisläufen fehlt die Druckwelle (Abb. 55). Es ist also in der Regel nicht so, daß bei einer zu kurzen Diastolendauer die Füllung des einen Ventrikels besser als die des anderen wäre, so daß in einem Kreislauf eine Druckwelle entsteht und im anderen nicht. Ist die Diastolendauer etwas länger und damit die Füllung besser, so kommt eine Druckwelle zustande, die aber einen geringeren systolischen Endwert erreicht.

Bei Druckmessung im rechten Ventrikel läßt sich ohne weiteres feststellen, daß bei rasch folgenden Extrasystolen der Druck nicht den in der Art. pulmonalis erreicht (Abb. 34). Folgt hingegen die Extrasystole zeitlich entsprechend dem normalen Grundrhythmus, so ergibt sich eine annähernd normale Druckwelle (Abb. 34 u. 37). Führt die Reizleitungsstörung zu einer Verlängerung der Diastolendauer, so kann mit der größeren Füllung eine hinsichtlich Druckhöhe und Amplitude größere Druckwelle registriert werden. Damit sind alle Zwischenstadien bis zur fehlenden Druckwelle gegeben. Aus diesen Verhältnissen kann abgeleitet werden, daß bei einer gestörten Reizbildung mit Kammertachykardie, insbesondere

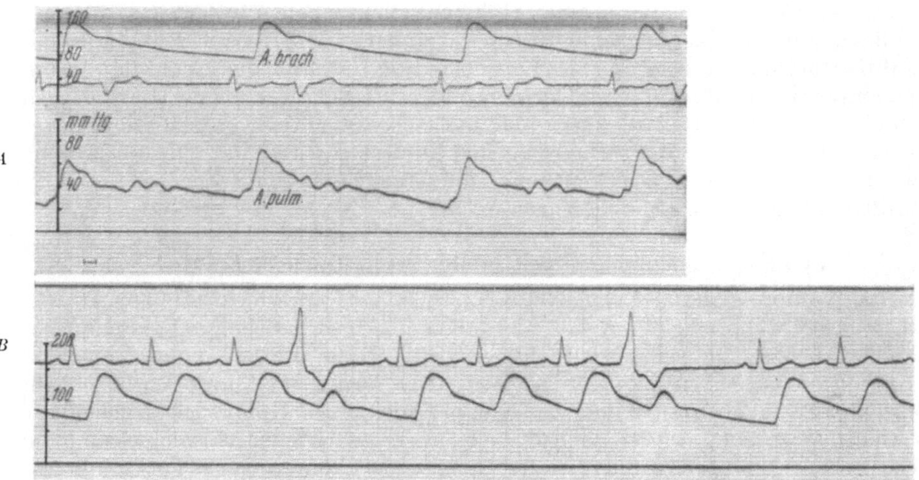

Abb. 55. *Druck und Extrasystolien. A.* Druck in der Art. brachialis und Art. pulmonalis bei einem regelmäßigen Bigeminus. Die Füllungszeit zur Extrasystole ist jeweils zu kurz, so daß in beiden Kreisläufen keine Druckwelle entsteht. *B.* Druck in der Art. femoralis bei einem Quadrigeminus

bei Kammerflattern und -flimmern, das ausgeworfene Blutvolumen für beide Kreisläufe massiv reduziert wird, was auch zu einem entsprechenden Blutdruckabfall führen muß. Mit einer guten Herzmassage ist es in diesen Fällen möglich, ein genügendes Schlagvolumen aufrechtzuerhalten, womit sich hinsichtlich des intraventrikulären Druckes ein den physiologischen Verhältnissen vergleichbarer Druckablauf ergibt.

Im Zusammenhang mit einer gestörten Reizbildung oder -überleitung soll noch kurz auf die „excitomotorische" Herzinsuffizienz (LÖFFLER) eingegangen werden. Nach der im Kapitel B. V. angegebenen Definition der Herzinsuffizienz, ist die Bezeichnung excitomotorische Insuffizienz zutreffend, falls es infolge der gestörten Reizbildung usw. zu einer Schädigung der Herzmuskulatur und damit Dilatation der Ventrikel und Erhöhung des diastolischen Füllungsdruckes gekommen ist. „Excitomotorisch" wäre dann der ätiologische Hinweis für die Insuffizienz. Bezieht man die Bezeichnung jedoch auf eine infolge der pathologischen Reizbildung gestörten Durchblutung, z. B. des Gehirns, so ergeben sich, wie bereits ausgeführt, erhebliche Definitionsschwierigkeiten für die Herzinsuffizienz.

Im methodischen Teil wurde ausführlich darauf hingewiesen, daß die Eigenfrequenz der meisten zur Verfügung stehenden Apparaturen für die intrakardiale Druckmessung zu niedrig ist, um hochfrequente Vorgänge zu erfassen. Deshalb ist es nicht möglich, evtl. zeitliche Unterschiede des Druckablaufes beim Vorliegen eines Links- oder Rechtsschenkelblockes zu erfassen. Zudem würde die simultane

Druckmessung im rechten und linken Ventrikel bzw. in der Art. pulmonalis und
Aorta die kombinierte Sondierung von einer Vene und einer Arterie her erfordern.
Der zeitliche Vergleich des Druckablaufes in der Art. pulmonalis, gemessen durch
eine Herzkathetersonde, und des Druckes in einer peripheren Arterie bietet in
dieser Beziehung nichts, da Einstellzeit des Meßsystems und Pulswellengeschwindig-
keit hinsichtlich Zeit von viel größerer Bedeutung sind als allfällige zeitliche
Unterschiede des Druckablaufes infolge eines Schenkelblockes.

II. Druckmessung im Leber- und Milzkreislauf

Die Sondierung einer Lebervene bietet in der Regel keine besonderen Schwierigkeiten. Die Methode wird wahrscheinlich für Stoffwechseluntersuchungen
größere Bedeutung erlangen. Mit der Blockierung einer kleinen Lebervene kann
der Druck im Pfortadersystem gemessen werden, dieser beträgt normalerweise
weniger als 10 mm Hg, ist z. B. bei Lebercirrhosen erhöht und kann Werte bis
über 30 mm Hg erreichen. In formaler Beziehung ist lediglich charakteristisch,
daß überhaupt keine Druckwellen vorhanden sind. Die Bestimmung des Druckes
im Pfortadersystem hat im Zusammenhang mit der operativen porto-cavalen
Anastomose einige Bedeutung erlangt, da diese Operation mit dem Ziel einer
reduzierten Bildung von Ascites durch teilweise Umgehung des Leberkreislaufes
nur dann sinnvoll sein kann, falls der Druck im Pfortadersystem eindeutig erhöht,
in der unteren Hohlvene aber normal ist.

III. Druckmessung im Nierenkreislauf

Die Sondierung einer Nierenvene dient in Kombination mit Clearance-Metho-
den in erster Linie für Nierenfunktionsstudien. Es ist auf diese Weise möglich,
die Nierendurchblutung und den Sauerstoffverbrauch quantitativ zu erfassen.
Spühler u. Mitarb. (1950) stellten z. B. fest, daß bei nierengesunden Versuchspersonen der Anteil der Nierendurchblutung etwa 6—12% des Herzminutenvolumens beträgt. Die Sauerstoffausnützung des die Nieren durchströmenden
Blutes liegt mit weniger als 2,0 Vol.-% deutlich unter dem Mittelwert für den gesamten Kreislauf mit 3,5—4,5 Vol.-% in Ruhe. Die größte Ausschöpfung mißt
man im Coronarkreislauf, die Werte betragen auch bei vollständig gesundem
Herzen immer mehr als 10 Vol.-%. Der Druck in den Nierenvenen entspricht mit
unwesentlichen Differenzen dem in der unteren Hohlvene.

IV. Druckmessung bei künstlichen shunt Verbindungen
im Körperkreislauf

Der Anschluß eines Patienten an eine Dialysenapparatur („künstliche Niere")
bietet modellmäßige Verhältnisse für eine shunt Verbindung im großen Kreislauf.
Der Anschluß erfolgt z. B. über eine Art. radialis mit Rückfluß des Blutes in eine
beliebige Armvene. Der Strömungswiderstand der Apparatur ist obwohl absolut
ziemlich hoch im Vergleich zu dem des Versorgungsgebietes der Art. radialis sehr
klein. Die Folge ist bei unverändertem Druck in der Aorta und allen Arterien im
Körperkreislauf eine für die Art. radialis enorm gesteigerte Durchblutung, so daß
300—400 cm³/min durch die Apparatur fließen, was überhaupt erst eine wirksame
Dialyse ermöglicht. Die normale Stromstärke in der Art. radialis sowie die Durchblutung des entsprechenden Versorgungsgebietes beträgt nur einige cm³/min. Mit
der massiven Steigerung der Durchblutung ist ein entsprechender Druckabfall in
der Art. radialis sowie in dem zur Dialysenapparatur führenden Schlauch verbunden.

Wird der Widerstand in der Zuleitung zur künstlichen Niere durch Klemmen
des Schlauches erhöht, so vermindert sich die Stromstärke und der Druck steigt
an, während der Druck in der Art. brachialis und in der Aorta unverändert bleibt.
Die Durchblutung der Dialysenapparatur läßt sich durch Verändern des Widerstandes willkürlich regulieren, wobei zu berücksichtigen ist, daß auch bei maxi-
maler Stromstärke mit z. B. 400 cm³/min das Herzminutenvolumen des ange-
schlossenen Patienten noch kaum meßbar vergrößert wird. Diese Verhältnisse

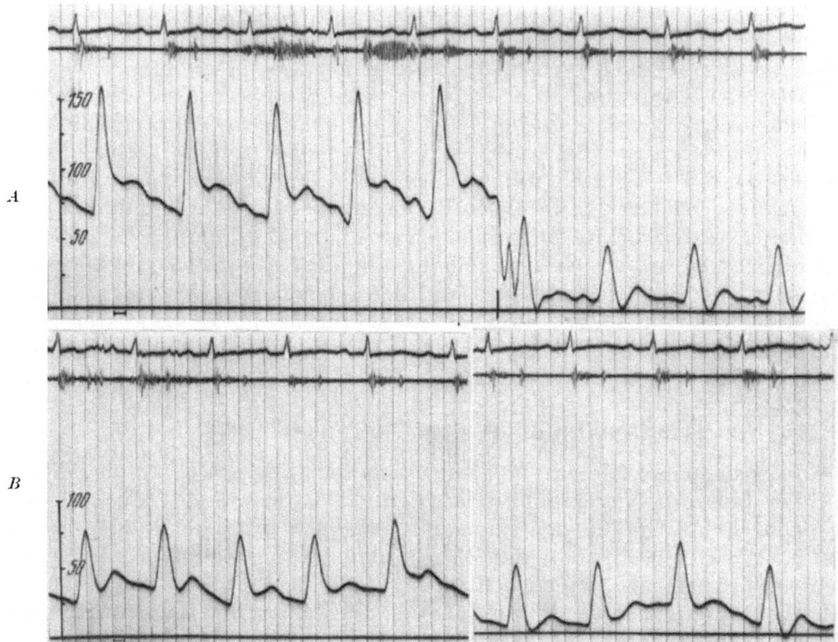

Abb. 56. Druckmessung in der Art. radialis sin. bei künstlichem shunt zu einer Dialysenapparatur (Typ Olson)
A. Druck in der Art. radialis entsprechend Druck im Körperkreislauf, beim Pfeil Öffnung des Zuflusses zur Apparatur. Stromstärke 400 cm³/min. *B*. Erhöhter Widerstand in der Zuleitung, Stromstärke 40 cm³/min und normaler
Widerstand mit einer Stromstärke von 400 cm³/min. Ungewöhnlich schneller systolischer Druckanstieg, systo-
lisches Geräusch über der Herzspitze, beides wahrscheinlich im Zusammenhang mit einer wegen schwerer Anämie
(5,5 g-% Hämoglobin) verminderten Blutviscosität. (Phonokardiogramm z. T. durch Atemgeräusch gestört)

zeigen, daß es nur bei multiplen arterio-venösen Aneurysmen bzw. shunt Verbindungen wie z. B. beim M. Paget oder dann Kurzschlüssen im Bereiche großer
Arterien und Venen zu einer meßbaren und das Herz belastenden Vergrößerung
des Herzminutenvolumens kommen kann.

Literatur

ALLISON, P. R., and R. J. LINDEN: Circulation 7, 669 (1953).
BÄRLOCHER, P., F. SCHAUB u. A. BÜHLMANN: Schweiz. med. Wschr. 88, 869 (1958).
BAYER, O., F. LOOGEN u. H. H. WOLTER: Der Herzkatheterismus bei angeborenen und er-
     worbenen Herzfehlern. Stuttgart: Georg Thieme 1954.
BJÖRK, V. O., G. MALMSTRÖM and L. G. UGGLA: Ann. Surg. 138, 718 (1953).
BRÖMSER, PH.: Anwendung mathematischer Methoden auf dem Gebiete der physiologischen
     Mechanik. In: ABDERHALDEN, Handbuch der biologischen Arbeitsmethoden, Abt. V. Teil 1,
     1923.
BÜCHERL, E. S.: Methoden, Wert und Ergebnisse der direkten und indirekten Blutdruck-
     messung im kleinen Kreislauf. In: Lungen und kleiner Kreislauf, Bad Oeynhausener
     Gespräche I. Heidelberg: Springer 1957.
CHAUVEAU, A., et E. J. MAREY: Mém. Acad. imp. Méd. 26, 268 (1863).

CONNOLLY, D. C., J. W. KIRKLIN and E. H. WOOD: Circulation Res. **2**, 434 (1954).
— and E. H. WOOD: Circulation Res. **3**, 7 (1955).
FAQUET, J., J. M. LEMOINE, P. ALHOMME et J. LEFEBRE: Arch. Mal. Coeur **45**, 741 (1952).
FRY, D. L., F. W. NOBLE and A. J. MALLOS: Circulat. Res. **5**, 40 (1957).
GORLIN, R., and S. GORLIN: Amer. Heart J. **41**, 1 (1951).
HANSEN, T. A. T.: Pressure measurement in the human organism. Copenhagen: Teknisk forlag 1949.
HEGGLIN, R.: Helv. med. Acta **20**, 279, 1953.
LASZT, L., u. A. MÜLLER: Helv. physiol. Acta **9**, 55 (1951); **9**, 326 (1951).
MAREY, E. J.: La circulation du sang. Paris: Masson 1881.
MÜLLER, A., L. LASZT u. L. PIRCHER: Helv. physiol. Acta **6**, 783 (1948).
MÜRTZ, R.: Verh. dtsch. Ges. Kreislaufforsch. **21**, 416 (1955).
NEUHAUS, G.: Verh. dtsch. Ges. Kreislaufforsch. **16**, 201 (1950).
— Intracardiale Druckmessung, technische Voraussetzungen, Möglichkeiten und Grenzen in der Differentialdiagnose. In: WEBER-BLUMBERGER, Kreislaufmessungen. Banaschewski-Verlag 1958.
PEDERSEN, A.: The venous pressure in the pulmonary circulation measured by the indirect method during cardiac catheterization. Copenhagen: Nyt Nordiks Forlag Arnold Busck 1956.
RADNER, S.: Acta med. scand. **148**, 57 (1954).
RECKLINGHAUSEN, H. V.: Blutdruckmessung und Kreislauf in den Arterien des Menschen Dresden u. Leipzig: Th. Steinkopff 1940.
ROSSI, E.: Herzkrankheiten im Säuglingsalter. Stuttgart: Georg Thieme 1954.
ROSSIER, P. H., A. BÜHLMANN u. K. WIESINGER: Physiologie und Pathophysiologie der Atmung. 2. Aufl. Heidelberg: Springer 1958.
SCHAD, N., M. BETTEX, E. KOLB, A. BÜHLMANN u. M. GROB: Helv. paediat. Acta 1958 (im Druck).
SCHAUB, F., u. A. BÜHLMANN: Z. Kreislaufforsch. **46**, 320 (1956).
SOULIÉ, P.: Cardiopathies congénitales. L'expansion scientifique française 1954.
SPÜHLER, O., C. MAIER, M. VOLKMANN, A. BÜHLMANN, S. BORNHAUSER u. J. L. DE CHASTONEY: Helv. med. Acta **17**, 615 (1950).
WEISSEL, W.: Cardiologia (Basel) **21**, 410 (1952).
WETTERER, E., u. H. PIEPER: Z. Biol. **105**, 49 (1952).
WOOD, E. H.: Amer. J. Physiol. **163**, 762 (1950).
— Proc. Staff Met. Mayo Clin. **28**, 58 (1953).
— W. SUTTERER, H. J. C. SWAN and H. F. HELMHALZ jr.: Proc. Staff Met. Mayo Clin. **31**, 108 (1956).
WOOD, P.: Diseases of the heart and circulation. London: Eyre and Spottiswoode 1956.
WYSS, S., J. J. SCHLEGEL, M. HOLZMANN u. A. HUNZIKER: Cardiologia (Basel) **28**, 174 (1956).

Verzeichnis der Abbildungen

Sachverzeichnis

Der Gegenstand wird auf den *kursiv* gedruckten Seitenangaben jeweils zusammenhängend behandelt